Mathilde Pulcherie Joelle Amouna
Daouda K. Minta
Abdoulaye M. Traore

Evaluation et prise en charge de la douleur chez les PVVIH (Bamako)

Mathilde Pulcherie Joelle Amouna
Daouda K. Minta
Abdoulaye M. Traore

Evaluation et prise en charge de la douleur chez les PVVIH (Bamako)

Travail réalisé dans le CHU du POINT G

Presses Académiques Francophones

Impressum / Mentions légales

Bibliografische Information der Deutschen Nationalbibliothek: Die Deutsche Nationalbibliothek verzeichnet diese Publikation in der Deutschen Nationalbibliografie; detaillierte bibliografische Daten sind im Internet über http://dnb.d-nb.de abrufbar.

Alle in diesem Buch genannten Marken und Produktnamen unterliegen warenzeichen-, marken- oder patentrechtlichem Schutz bzw. sind Warenzeichen oder eingetragene Warenzeichen der jeweiligen Inhaber. Die Wiedergabe von Marken, Produktnamen, Gebrauchsnamen, Handelsnamen, Warenbezeichnungen u.s.w. in diesem Werk berechtigt auch ohne besondere Kennzeichnung nicht zu der Annahme, dass solche Namen im Sinne der Warenzeichen- und Markenschutzgesetzgebung als frei zu betrachten wären und daher von jedermann benutzt werden dürften.

Information bibliographique publiée par la Deutsche Nationalbibliothek: La Deutsche Nationalbibliothek inscrit cette publication à la Deutsche Nationalbibliografie; des données bibliographiques détaillées sont disponibles sur internet à l'adresse http://dnb.d-nb.de.

Toutes marques et noms de produits mentionnés dans ce livre demeurent sous la protection des marques, des marques déposées et des brevets, et sont des marques ou des marques déposées de leurs détenteurs respectifs. L'utilisation des marques, noms de produits, noms communs, noms commerciaux, descriptions de produits, etc, même sans qu'ils soient mentionnés de façon particulière dans ce livre ne signifie en aucune façon que ces noms peuvent être utilisés sans restriction à l'égard de la législation pour la protection des marques et des marques déposées et pourraient donc être utilisés par quiconque.

Coverbild / Photo de couverture: www.ingimage.com

Verlag / Editeur:
Presses Académiques Francophones
ist ein Imprint der / est une marque déposée de
OmniScriptum GmbH & Co. KG
Heinrich-Böcking-Str. 6-8, 66121 Saarbrücken, Deutschland / Allemagne
Email: info@presses-academiques.com

Herstellung: siehe letzte Seite /
Impression: voir la dernière page
ISBN: 978-3-8416-2885-5

Zugl. / Agréé par: Bamako, Faculte de medecine et d'odontostomatologie, thèse de doctorat, 2013

Copyright / Droit d'auteur © 2015 OmniScriptum GmbH & Co. KG
Alle Rechte vorbehalten. / Tous droits réservés. Saarbrücken 2015

Evaluation et prise en charge de la douleur chez les personnes infectées par le VIH au CHU du point G. Bamako

INTRODUCTION

La douleur représente un motif fréquent de consultation en pratique courante, quelque soit la spécialité. << *La prise en compte de la douleur incombe à tout médecin qui se doit tout particulièrement de mettre en œuvre tous les moyens à sa disposition pour apporter le confort à ses patients*>> [1]

Les patients infectés par le VIH peuvent souffrir de douleur à n'importe quel stade de la maladie, mais la prévalence des manifestations algiques augmente avec l'évolution de la maladie. En effet, la prévalence de la douleur chez les PVVIH reste importante et variable selon les études. Elle est estimée à 30 à 97% selon les séries [2, 3, 4].

Malgré l'impact réel de la douleur sur la qualité de vie des patients infectés par le VIH, celle-ci reste sous-estimée et insuffisamment traitée. Les raisons sont multiples, entre autre patients réticents à décrire sa douleur, attention des médecins attirée par l'évolution de la maladie et les complications vitales, l'étiologie des douleurs souvent multifactorielle, et l'inexistence de guidelines spécifiques, etc. [5].

La prise en charge de la douleur doit être optimale et obéir à des règles: évaluation de la douleur, prescription d'antalgiques selon des algorithmes de décisions thérapeutiques et surtout prise en charge multimodale.

Depuis l'avènement des HAART, l'infection à VIH apparaît de plus en plus comme une maladie chronique, or les maladies chroniques sont reconnues comme des situations particulièrement favorables à la survenue de la douleur avec tout ce que cela entraine comme transformations des modes de vie et des relations sociales chez les malades [6, 7]

En occident, les modalités de l'évolution de la douleur et sa prise en charge ont considérablement évoluées principalement avec le développement du traitement palliatif comme dans le cadre de la prise en charge des cancers [8, 9].

Au Mali, comme dans la plupart des pays du continent africain, un protocole de prise en charge de l'infection à VIH a été élaboré et sert de guide aux praticiens assurant le monitorage des

PVVIH [10]. Mais, la prise en charge de la douleur n'apparait pas estimée à son niveau réel et de fait reléguée au second plan dans cette stratégie. Ainsi, aucune stratégie globale des soins palliatifs n'est définie dans "la politique et protocoles de prise en charge antirétrovirale" et en particulier la prise en charge de la douleur des personnes infectées. Aussi, très peu de données sont disponibles sur la douleur au cours de l'infection à VIH.

Ainsi, nous avons initié cette étude à fin de disposer de données de base sur l'épidémiologie de la douleur, les modalités de prise en charge, l'acceptabilité et les conditions d'utilisation d'échelles pour évaluer l'intensité de cette douleur chez les PVVIH dans le service des maladies infectieuses.

Evaluation et prise en charge de la douleur chez les personnes infectées par le VIH au CHU du point G. Bamako

I. PROBLEMATIQUE ET JUSTIFICATION DE L'ETUDE

La douleur est en somme un symptôme fréquent mais aussi un facteur majeur d'handicap chez les patients infectés par le VIH. Cependant, elle est largement sous estimée, d'où sa prise en charge très insuffisante [3, 11]. Chez les PVVIH, la douleur n'est pas seulement physique; elle peut être morale avec un sentiment de culpabilité, psychique associée à un état dépressif ou d'anxiété à l'origine de conséquences graves sur la qualité de vie [12].

Ces douleurs observées chez ces patients peuvent avoir diverses origines parmi lesquelles, l'infection par le VIH elle-même, les traitements antiviraux et anticancéreux ainsi que les infections opportunistes [5, 12].

Face à l'ampleur du problème, L'OMS a recommandé les soins palliatifs comme composante essentielle dans le traitement du VIH notamment à la phase terminale [11]. Au regard de cette recommandation, de nombreuses études ont été réalisés dans les pays du nord, dans le cadre de l'identification des obstacles à la prise en charge de la douleur et la recherche des réponses sur les modalités de son évaluation ainsi que sa prise en charge à travers des stratégies bien définies [8, 9].

En Afrique au sud du Sahara, les soins palliatifs, en particulier la prise en charge de la douleur, posent encore des problèmes surtout chez les sujets infectés par le VIH, car il persiste de pesanteurs multiples [11].

Si les étiologies de la douleur sont identifiées au cours de l'infection par le VIH, il faut signaler une absence notoire d'outils standardisés et validés pour évaluer son évaluation en général et chez les PVVIH en particulier, mais aussi de stratégie de prise en charge de cette dernière dans ces dits pays.

C'est dans ce contexte que nous avons initié cette étude en vue d'avoir une vue panoramique des moyens d'évaluation et de prise en charge.

Evaluation et prise en charge de la douleur chez les personnes infectées par le VIH au CHU du point G. Bamako

II. OBJECTIFS DE L'ETUDE

1. Objectif général :

Déterminer la prévalence et les stratégies de prise en charge de la douleur chez les PVVIH dans le service de maladies infectieuses du CHU du Point G.

2. Objectifs spécifiques :

- Evaluer l'intensité de la douleur chez les PVVIH avec deux outils de mesure validés ailleurs,

- Apprécier l'impact de la douleur sur la qualité de vie des PVVIH suivis dans le service de maladies infectieuses et tropicales au CHU du Point G,

- Déterminer et analyser les déterminants de la prise en charge de la douleur chez les PVVIH dans le SMIT du CHU du Point G.

III. GÉNÉRALITÉS SUR LA DOULEUR

1. Introduction

L'IASP (international association for the study pain) définit la douleur comme une expérience sensorielle et émotionnelle désagréable associée à un dommage tissulaire réel ou potentiel, ou décrite en termes d'un tel dommage [13].

Cette définition tient compte du caractère pluridimensionnel de la douleur à savoir:

La composante sensori-discriminative qui correspond aux mécanismes neurophysiologiques de la nociception. Ils assurent la détection du stimulus nociceptif et l'analyse de ses caractères intensifs, qualitatifs, temporo-spatiaux.

La composante affective-émotionnelle exprime la connotation désagréable, pénible, rattachée à la perception douloureuse. Elle peut se prolonger vers des états affectifs plus différenciés tels que l'anxiété ou la dépression.

La composante cognitive se réfère à un ensemble de processus mentaux susceptibles de moduler les autres dimensions: phénomènes d'attention-distraction, signification et interprétation de la situation, référence à des expériences passées vécues ou observées, anticipation.

La composante comportementale correspond à l'ensemble des manifestations observables: physiologiques (paramètres somato-végétatifs), verbales (plaintes, gémissements) ou motrices (postures, attitudes antalgiques, immobilité ou agitation). Assure la fonction de communication avec l'entourage [13]

Cette définition tient compte également des douleurs sans lésions: douleurs psychogènes taxées d'inauthentiques.

La douleur a une grande valeur sémiologique car elle est un signal d'alarme qui protège l'organisme; elle déclenche des réactions dont la finalité est d'en diminuer la cause et d'en limiter les conséquences, il en est ainsi des douleurs aigues [14].

Cependant lors des douleurs chroniques qui sont souvent supérieures à 3 mois, l'effet physiologique protecteur a disparu et fait place à un état pathologique qui est délétère pour le patient [14].

2. Neurophysiologie de la douleur
2.1. La Transmission du Message Douloureux

Le message nociceptif part de la périphérie au niveau de nocicepteurs, chemine le long des fibres nerveuses de petits calibres, puis pénètre à l'étage médullaire. Ensuite il va monter le long de la moelle épinière et informer le tronc cérébral, l'hypothalamus et le thalamus, le système limbique et le cortex cérébral. Ceci va permettre une analyse de ce message pour en reconnaître ses composantes et pouvoir y répondre autant au niveau comportemental que physiologique. En effet, tout au long de ce trajet, il existe des points de modulation de ce message et au niveau supérieur des possibilités d'amorcer une lutte contre ce phénomène douloureux par le biais de voies descendantes [15].

2.2. Le système périphérique
2.2.1. Les nocicepteurs

Ce sont des terminaisons libres des fibres nerveuses sensitives. L'activation de ces structures se fait par des stimulations thermiques, chimiques, électriques ou mécaniques. Les fibres concernées par ces activations ne sont pas spécifiquement dévolues à la nociception. Les stimuli partent de la peau, des viscères, des muscles et des articulations. Ces nocicepteurs sont dits polymodaux, ils peuvent le plus souvent être activés par différents stimuli générateurs de douleur. Le message nociceptif prend naissance grâce à la modification de la perméabilité des membranes qui engendre un potentiel d'action qui va se propager le long de la fibre nerveuse jusqu'à la moelle.

La répartition des nocicepteurs est homogène au niveau de la peau, ce qui permet une bonne localisation de la douleur, malgré le chevauchement de leur champ de perception. Par contre, la répartition dans les autres tissus est moins bien organisée, ce qui explique les difficultés de localisations de douleurs d'origines plus profondes.

Les viscères sont, en général sensibles, à la traction, à la distension et au spasme et insensibles à la pression, à la coupure et à la brûlure [15].

2.2.2. Les fibres nociceptives

Elles conduisent le message douloureux et sont de petit diamètre. En effet, les nerfs afférents sont constitués de nombreuses fibres de différents calibres:

Les fibres A alpha et A bêta, entourées de myéline, à conduction rapide transmettent la sensation tactile, proprioceptive.

Les fibres A delta, myélinisées et de petit diamètre, à conduction lente, transmettent des informations mécaniques et thermiques. Ces fibres sont responsables de la première sensation au cours d'un phénomène douloureux, qui est bien localisée (" épicritique "), à type de piqûre.
Les fibres C, de très petit diamètre, amyéliniques, à conduction très lente, transmettent la douleur à type de brûlure. D'apparition plus tardive, cette sensation est aussi plus diffuse [15].

2.2.3. Les médiateurs périphériques

Les stimulations thermiques et mécaniques activent directement les nocicepteurs

Les lésions traumatiques, inflammatoires ou ischémiques vont provoquer la libération par les tissus lésés de substances chimiques. Ces substances pourront, soit activer directement les nocicepteurs et sont dites algogènes, soit sensibiliser les nocicepteurs à d'autres stimuli.

Parmi les substances algogènes, la bradykinine est la plus connue et étudiée. On retrouve également les ions potassium, hydrogène et l'oxyde nitrique, ainsi que l'histamine et la sérotonine.

Les prostaglandines et probablement les leucotriènes, jouent plutôt un rôle de sensibilisateurs des nocicepteurs à l'action d'autres substances. Ceci explique l'hyperalgie dans les phénomènes inflammatoires et l'action antalgique des anti-inflammatoires non stéroïdiens.

Parmi les peptides impliqués dans la transmission du message douloureux, la substance P est la plus connue, car elle a été la première découverte. Elle semble jouer un rôle primordial dans la nociception. Elle a une action vasodilatatrice à l'origine de l'inflammation algogène. Il existe d'autres neuropeptides en cause dans ces phénomènes, comme le peptide associé au gène de la calcitonine (CGRP) et la neurokine A et probablement d'autres dont les actions ne sont pas encore élucidées comme la somatostatine, le peptide intestinal vaso-actif du cordon postérieur(VIP). Plus récemment, l'adénosine s'est révélée être un neuromédiateur important. Elle active directement les terminaisons libres non myélinisées. Elle a aussi une action indirecte en modulant la libération des médiateurs par les mastocytes (histamine, cytokines) [15].

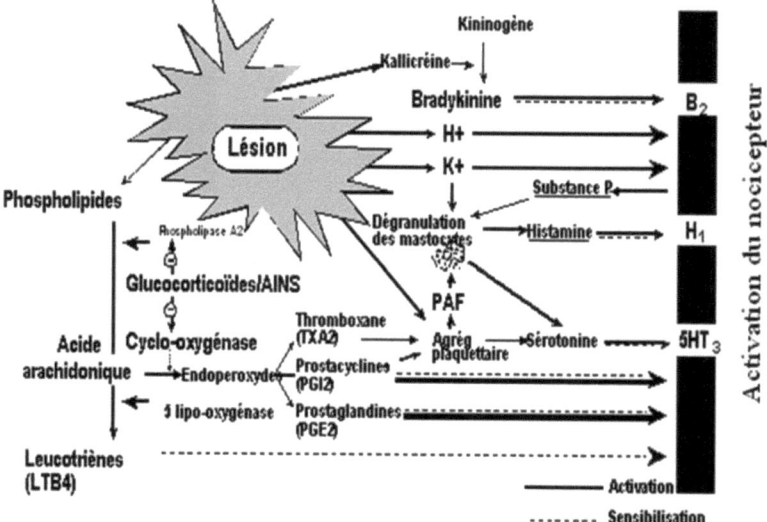

Schéma 1: Genèse neurochimique de la douleur périphérique (soupe inflammatoire) [16]

2.3. L'étage médullaire

2.3.1. Les corps cellulaires des fibres nociceptives:

Les corps cellulaires des fibres nociceptives sont situés dans les ganglions rachidiens. La grande majorité de ces fibres pénètrent dans la moelle épinière par la racine postérieure en émettant des collatérales dans le tractus de Lissauer, qui se distribuent sur plusieurs niveaux. [15].

2.3.2. Les fibres de petits calibres

Là, les fibres de petits calibres font relais au niveau des couches de Rexed, soit directement avec le deuxième neurone en particulier dans la couche V, soit avec des inter-neurones dans les couches I (zone marginale de Waldeyer) et II (substance gélatineuse de Rolando). Les fibres d'origine viscérale se distribuent sur les couches I, V, VII et X, alors que les fibres d'origine musculaire, se distribuent sur les couches I, V et VI.

Ce deuxième relais peut être uniquement nociceptif mais il peut aussi être la convergence de nombreuses autres informations. C'est le cas au niveau de la couche V qui reçoit des influx de toutes les fibres qui proviennent à la fois des zones cutanées et viscérales et qui est à l'origine des douleurs projetées. [15].

2.3.3. Les voies ascendantes de petits calibres:

Le deuxième neurone part de la moelle. La majorité croise la ligne médiane par la commissure grise antérieure pour cheminer dans le cordon antéro-latéral controlatéral (faisceau en croissant de Déjeurine). Une petite partie va rester du même coté et va cheminer dans le cordon ipsi-latéral. Il existe plusieurs faisceaux, la plupart sont mixtes, c'est à dire à composantes somatique et viscérale, seulement un d'entre eux est somatique pur mais son existence même est contestée chez l'homme.

- les faisceaux spino-thalamiques (néo- et paléo-) ont pour origine les couches I, IV-VIII, de Rexed, Ils cheminent dans le cordon antéro-latéral controlatéral ;
- les faisceaux spino-réticulaires ont pour origine les couches I, IV-VI, VII-VIII, et cheminent dans le cordon antéro-latéral contro- et ipsi-latéral ;
- les faisceaux spino-ponto-mésencéphaliques ont pour origine les couches I, IV-VI et cheminent dans le cordon antéro-latéral et le funiculus postéro-latéral ;
- les faisceaux spino-solitaires ont pour origine les couches I, V et X et chemine dans le cordon antéro-latéral ;
- enfin le faisceau spino-cervical (de Morin), contesté chez l'homme. [15].

2.3.4. Les voies ascendantes de gros calibres

Les voies ascendantes de gros calibres transportant, le message proprioceptif et tactile, pénètre également dans la moelle par la corne postérieure mais ne font pas relais à ce niveau. Elles cheminent directement vers les centres supérieurs par le cordon postérieur ipsi-latéral (faisceau gracile et cunéiforme -Goll et Burdach) mais elles laissent, au passage, des collatérales dans les différentes couches de la substance grise postérieure de la moelle. [15].

2.3.5. La transmission de l'influx nerveux

La transmission de l'influx nerveux se fait grâce à des neuromédiateurs. La substance P, peptide sécrétée par les fibres amyéliniques, est le plus connu des peptides mais il en existe d'autres tels que le CGRP, le CCK (cholécystokinine), la neurokine A, le VIP, la galanine, de l'angiotensine II, l'ocytocine, l'argininevasopressine, le GRP (peptide libérant de la gastrine), l'ACTH, la dynorphine et les enképhalines etc. Parmi les acides aminés présents on retrouve le L-glutamate, mais beaucoup d'autres ont été identifiés et classés en deux groupes en fonction de leurs récepteurs: les NMDA (N-méthyl-D-aspartate) et les non NMDA. Il existe, donc une multitude de neuromédiateurs, sans que leur rôle précis ne soit encore bien défini. [15].

2.4. L'étage supra médullaire
2.4.1. Les grosses fibres du cordon postérieur:
Les grosses fibres du cordon postérieur se terminent dans les noyaux gracile et cunéiforme du bulbe inférieur.

Un deuxième neurone rejoint le thalamus ventro-postéro-latéral, après avoir croisé la ligne médiane par les lemnisques médians. De là, l'information suit le troisième neurone jusqu'au cortex somesthésique. Ce faisceau est responsable de la sensibilité tactile et kinesthésique, il transfère, sans les modifier des renseignements sur la topie, les modalités, l'intensité et la durée des stimulations périphériques. [15].

2.4.2. Pour les petites fibres
2.4.2.1. Les faisceaux spino-thalamiques:
Le deuxième neurone se termine dans le thalamus latéral (VPL et Po) pour le néo et transmet une somatotopie assez précise à conduction rapide. Pour le paléo, il se termine dans le thalamus médian et donne une somatotopie plus précaire, mais conduit la sensibilité douloureuse. Les deux faisceaux laissent des collatérales à la substance réticulée et à tous les niveaux du névraxe;

2.4.2.2. Les faisceaux spino-réticulaires et spino-mésencéphaliques:
Le deuxième neurone va se terminer dans la substance réticulée du tronc cérébral (noyau gigantocellulaire (NGC), réticulaire latéral et subnucleus réticularis dorsalis (SRD)) pour le premier, et dans la substance grise périaqueducale (SGPA) et l'aire parabrachiale pour le deuxième. La projection sur le cortex à partir de la réticulée est bilatérale. Ils informent sur le caractère nociceptif du message;

2.4.2.3. Le faisceau spino-solitaire
Il aboutit au noyau du tractus solitaire du bulbe qui reçoit également des afférences vagales et intervient dans la mise en jeu des réponses neurovégétatives; [15].

2.5. Le troisième neurone

2.5.1. Les relais bulbaires et ponto-mésencéphaliques

Au niveau de la réticulée, le NGC, par ses projections sur le thalamus médian joue un rôle sur les mécanismes d'éveil, par ses projections descendantes et sur le noyau du Raphé Magnus joue un rôle important sur les contrôles inhibiteurs de la nociception (bulbo-spinaux et -spino- bulbo-spinaux) mais il semble qu'il ait également un rôle facilitateur de la transmission douloureuse. Le SRD a aussi un rôle dans les boucles BSP, et dans les aspects moteurs, émotionnels et neurovégétatifs de la douleur par ses projections ascendantes sur l'aire parabrachiale et le thalamus latéral. On peut exclure toute fonction discriminative de la formation réticulée par le fait que ses neurones sont le siège d'une convergence d'information de tous les territoires et par des afférences qui ne sont pas uniquement nociceptives.

L'aire parabrachiale a pour cible majeure le noyau central de l'amygdale. Son rôle semble être dans les processus moteurs, émotionnels et neurovégétatifs liés à la douleur.

2.5.2. Les relais thalamiques

Le thalamus latéral (le VPL en particulier) se projette sur le cortex somato-sensoriel et détermine ainsi la composante sensori-discriminative de la douleur (intensité et somatotopie). Le thalamus médian reçoit des afférences de la moelle directe ou indirecte par la réticulée et se projette sur les aires corticales motrices, prémotrices et fronto-orbitaires. Il participe à l'élaboration des réactions motrices et émotionnelles à la douleur.

2.5.3. Les relais corticaux

Il n'existe pas de zone spécifique dévolue à la nociception.

Le cortex intègre l'expression affective et le transforme en souffrance. Il permet l'expression cognitive de la réaction psychologique à la douleur en fonction des expériences antérieures, de la personnalité de l'héritage culturel. C'est le lieu où vont s'exercer les suggestions. C'est le lieu de transformation en langage. [15].

2.5.4. Les autres relais centraux

Les structures concernées sont le rhinencéphale, l'hypothalamus qui est lié au rhinencéphale et au système limbique et commande le système nerveux autonome et les sécrétions hypophysaires et entraîne des réactions végétatives communes à toute émotion douloureuse. [15].

3. Le Contrôle Physiologique de La Douleur

3.1. A la périphérie:

Les endomorphines interviennent comme inhibiteurs de sécrétion de substance P de façon certaine et il existe probablement d'autres mécanismes non encore identifiés.

3.2. A l'étage médullaire

Il existe déjà une modulation du message douloureux. Il s'agit du système dérivé du contrôle du portillon ou de la porte (" Gate Control ") décrit par MELZACK et WALL (Science 1965). Les collatérales des grosses fibres bloquent l'arrivée du message plus spécifiquement douloureux et plus lent des petites fibres. Cette inhibition se fait par l'intermédiaire des inter-neurones de la substance gélatineuse et persiste tant que le message est faible. Cette propriété est utilisée en thérapeutique avec la neurostimulation transcutanée, la cryothérapie et l'acupuncture, qui vont avec des faibles stimulations, activer les grosses fibres :
C'est la contre-stimulation. Cette contre stimulation a aussi une origine supra segmentaire par stimulation des contrôles inhibiteurs descendants.
Il existe probablement plusieurs substances responsables de ces phénomènes d'inhibition mais on sait déjà que. Les inter-neurones sécrètent des endomorphines qui diminuent la sécrétion de substances excitatrices. [15].

3.3. A l'étage supra-médullaire
3.3.1. Les contrôles descendants:

Le contrôle de la douleur s'exerce au niveau du tronc cérébral et probablement au niveau du thalamus, par des voies descendantes. La substance grise péri-aqueducale (SGPA), le noyau du raphé magnus (NRM), l'aire parabrachiale, le locus coeruléus et l'hypothalamus y sont impliqués. La sérotonine et la noradrénaline jouent un rôle prépondérant dans ces contrôles. Les endomorphines et d'autres peptides sont impliqués dans ces mécanismes.
- La stimulation du Raphé Magnus du bulbe entraîne une diminution de la sensation douloureuse, c'est une voie sérotoninergique. Elle entraîne la sécrétion d'endomorphines par les inter-neurones de la corne dorsale, mais il semble que la sérotonine ait aussi une action directe à ce niveau.
- La stimulation de la SGPA et du locus coeruléus diminue la sensation douloureuse. Ce sont des voies noradrénergiques. [15].

3.3.2. Les contrôles inhibiteurs diffus induits par la nociception (CIDN)

Les neurones de convergence peuvent être inhibés par un influx nerveux extérieur à leur champ par une boucle spino-bulbo-spinale passant par le noyau subréticularis dorsalis (SRD). Ces CIDN semblent jouer le rôle de filtre des messages envoyés aux centres supérieurs pour repérer le caractère nociceptif de ce message. [15].

3.3.2.1. Les endomorphines:

La découverte des endomorphines a suscité beaucoup d'intérêt, mais il est encore impossible, à ce jour, d'expliquer les mécanismes par lesquels elles agissent au niveau de la nociception.
Un certain nombre de faits sont démontrés :
- leur forte concentration à tous les niveaux, périphérique, médullaire et supra médullaire;
- l'inhibition de la sécrétion de substance P, neurotransmetteur de la douleur,
- la naloxone supprime l'action analgésique des stimulations centrales.

Il existe trois familles d'endomorphines, les endorphines, les enképhalines et les dynorphines.
Il existe 5 types de récepteurs opiacés spécifiques, mu (m), delta (d), éta (h), sigma (s) et kappa (k). Ces récepteurs sont répartis de façon très dense dans le système nerveux, aussi bien dans le système central que périphérique. Il existe également des récepteurs morphiniques au niveau des fibres nerveuses du tractus digestif et urologique ce qui fait penser que les endomorphines pourraient participer à la régulation du transit intestinal, mais cela n'a pas encore été confirmé.
Les plus fortes concentrations de récepteurs opiacés sont rencontrées au niveau de la substance gélatineuse de la corne dorsale, de la formation réticulée, du locus coeruléus, du thalamus médian, de l'amygdale, de l'hypothalamus en particulier [15].

L'étude des bases physiologiques permet de comprendre les mécanismes de défense primaires de l'organisme. On s'aperçoit que la première réaction salvatrice est la réaction d'évitement, c'est à dire un comportement protecteur qui entraîne le retrait de la partie exposée à la stimulation douloureuse. Les malades peu nombreux qui présentent une absence de sensibilité à la douleur, présentent des lésions multiples pouvant mettre en danger la survie du patient. Elle permet également de connaître le mécanisme d'action des traitements pour pouvoir répondre au mieux aux signes décrits [15].

4. Evaluation de la douleur

Elle comprend plusieurs étapes :

Une analyse sémiologique afin d'identifier la cause, une analyse du retentissement, une analyse des traitements déjà essayés et leurs effets (antalgiques, secondaires) et une analyse de la demande thérapeutique du patient.

L'interrogatoire est très important. On lui fera préciser l'ancienneté du phénomène douloureux, sa localisation précise ainsi que les irradiations éventuelles, le type de sensation ressentie (brûlure, décharge), la périodicité (continue, paroxystique) et les horaires préférentiels, les facteurs favorisants sa survenue, les signes associés, l'existence d'une attitude antalgique, son intensité et l'impact sur la qualité de vie. A l'examen clinique, on insistera sur la recherche des lésions organiques sur le trajet neurologique, des signes de gravité notamment en cas de douleur aiguë, des phénomènes inflammatoires, une anomalie à la palpation…

4.1. Les moyens d'évaluation de la douleur.

Le choix est fonction du patient et de sa capacité ou non à communiquer un niveau de douleur, du type de douleur (discrimination des composantes de la douleur), de la nécessité d'évaluer le retentissement fonctionnel ou d'un effet thérapeutique. L'évaluation de la douleur est qualitative (dimensions, localisations) et quantitative (intensité, retentissement) [17].

L'évaluation qualitative et topographique permet d'identifier l'étiologie de la douleur, ses causes, ses mécanismes, ses différentes dimensions, sa localisation et le retentissement sur la vie du patient. Elle est basée sur l'interrogatoire du patient, et son examen clinique. L'évaluation de la localisation douloureuse peut se matérialiser sur un schéma corporel. Habituelle en douleur chronique, elle est plus difficile à réaliser et à répéter en douleur aiguë. Un support identique peut être proposé à l'enfant dès l'âge de 4 ans. À l'âge de 6 ans, cet outil est utilisé en tant qu'outil informatif sur la localisation et l'intensité de la douleur. Cet outil est peu contributif s'il est rempli par un tiers et pallie sans se substituer à l'insuffisance de mots. Il faut tenir compte des confusions possibles droite et gauche. [17]

L'évaluation quantitative utilise des échelles basées sur la description verbale faite par le patient (autoévaluation) qui reste la méthode de choix tant qu'elle est possible ou sur l'observation du comportement par un soignant (hétéro-évaluation).

Les échelles d'autoévaluation unidimensionnelles, mesurant la douleur dans sa globalité, restent le standard en pratique courante mais ne discriminent pas les différentes dimensions de la douleur, le niveau de douleur chez les patients non-communiquant (enfants, sujets âgés, patients en réanimation). Ces échelles n'apportent aucune aide à établir un diagnostic. Parmi ces échelles, certaines utilisent la description verbale de la douleur (échelle verbale simple ou EVS) et d'autres sont basées sur la transformation en chiffre de la douleur ressentie (échelle visuelle analogique ou EVA, échelle numérique ou EN). [17]

Les échelles multidimensionnelles permettent de mesurer les différentes composantes de la douleur. Assez largement utilisées en douleur chronique, très peu en douleur aiguë, bien que les composantes (anxiété, anticipation, mémoire de la douleur) soient omniprésentes, elles nécessitent un temps de passation assez long.

L'évaluation comportementale de la douleur, mesure effectuée par le personnel soignant, ne concerne que les patients dont la communication verbale est limitée ou absente comme c'est le cas chez certains enfants, sujets âgés, infirmes moteurs cérébraux ou dans certaines situations de réanimation, d'urgence ou de postopératoire. [17]

4.2. Validation des outils:

La validation d'une échelle d'évaluation de la douleur demande d'étudier l'ensemble des caractéristiques métrologiques de cet outil. Elle comporte plusieurs volets. La sensibilité au changement mesure, la capacité de discriminer des variations de niveaux douloureux. Une grande sensibilité va permettre d'apprécier la variation de la douleur dans le temps ou sous l'action d'un traitement. La reproductibilité et la fiabilité test-retest évalue la corrélation entre les scores obtenus chez un même patient à un temps T et un temps T + 4 h. La validité de contenu évalue ce que mesure effectivement cette échelle. La validité de construit représente l'ensemble des composantes de la douleur qui doivent être mesurées et sera déduite de la concordance avec d'autres échelles. La validité d'apparence apprécie la perception qu'a le patient et le cotateur de cette échelle (facile à comprendre ou à utiliser). La validité concurrente compare cette échelle à celles utilisées pour mesurer le même paramètre et en particulier celles répondant au consensus de mesure en vigueur (gold standard). La corrélation a été étudiée entre les différentes échelles, elle est bonne pour les échelles unidimensionnelles, médiocres ou moyennes entre les outils d'hétéro- et d'autoévaluation chez l'enfant plus grand, et laisse supposer que ces deux types d'échelles ne mesurent pas le même aspect de la douleur [17].

4.3. Quelques méthodes d'évaluation de la douleur

4.3.1. Échelles d'autoévaluation

L'EVA: sensible, reproductible, fiable et validée aussi bien dans les situations de douleur aiguë que de douleur chronique. Elle doit être utilisée en priorité, lorsque c'est possible. Elle se présente sous la forme d'une réglette en plastique de 10 cm graduée en mm, qui peut être présentée au patient horizontalement ou verticalement. Sur la face présentée au patient, se trouve un curseur qu'il mobilise le long d'une ligne droite dont l'une des extrémités correspond à "*Absence de douleur*"=0, et l'autre à "*Douleur maximale imaginable*"=10. Le patient doit, le long de cette ligne, positionner le curseur à l'endroit qui situe le mieux sa douleur. Sur l'autre face, se trouvent des graduations millimétrées vues seulement par le soignant. La position du curseur mobilisé par le patient permet de lire l'intensité de la douleur. L'utilisation de l'EVA n'est possible que chez les patients communicants, et ayant des capacités d'abstraction. Dans la population générale, 15% des individus ne peuvent pas déterminer l'intensité de leur douleur à l'aide de l'EVA. Seuls 20% des sujets en phase avancée d'un cancer et associant des troubles cognitifs et une altération de l'état général sont capables d'utiliser correctement l'EVA. Chez les personnes âgées, l'EVA n'est pas possible dans un grand nombre de cas, en particulier chez les personnes présentant des handicaps rhumatologiques (ankylose des doigts empêchant l'utilisation du curseur), des troubles visuels, des troubles cognitifs limitant la compréhension des consignes, des limites culturelles réduisant les capacités d'abstraction [18].

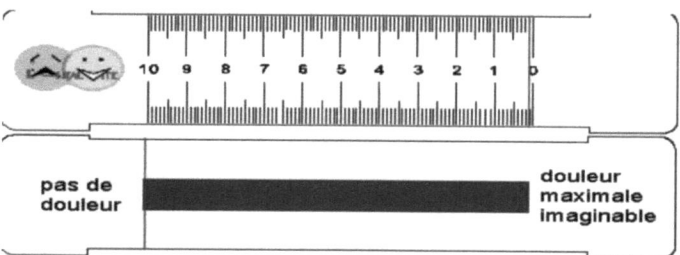

L'échelle numérique (EN): sensible, reproductible, fiable et validée aussi bien dans les situations de douleur aiguë que de douleur chronique, bien que moins sensible que l'EVA, elle lui est très proche par ses modalités d'utilisation et ses limites. Elle peut être présentée sous forme écrite ou orale. Dans sa forme orale, le soignant demande au patient de quantifier sa douleur sur une échelle virtuelle allant de 0 ("Douleur absente"), à 10 ("Douleur maximale imaginable"). Dans sa forme écrite, comprend 11 chiffres alignés verticalement ou horizontalement, compris entre 0 ("Douleur absente"), et 10 ("Douleur maximale imaginable"). Elle est présentée au patient, qui entoure ou désigne le chiffre correspondant à l'intensité de sa douleur. Elle est moins sensible et moins précise que l'EVA. Il faut utiliser la forme (écrite ou orale) la plus adaptée au patient. Chez les personnes âgées elle peut être proposée aux patients qui ont du mal à comprendre le principe de l'EVA, mais qui conservent des capacités d'abstraction. Elle peut également être proposée, dans sa forme orale, aux patients ayant des handicaps physiques [18].

L'EVS: sensible, reproductible, fiable et validée aussi bien dans les situations de douleur aiguë que de douleur chronique, c'est une échelle dite " catégorielle ". L'EVS peut être présentée sous forme écrite ou orale. Dans sa forme orale, le soignant demande au patient de choisir, parmi une liste de mots qui lui sont proposés, celui qui qualifie le mieux l'intensité de sa douleur. Dans sa forme écrite, le soignant présente au patient des qualificatifs, et celui-ci entoure ou désigne celui qui correspond à l'intensité de sa douleur. La version la plus utilisée comprend 5 qualificatifs: douleur absente, douleur faible, douleur modérée, douleur intense, douleur insupportable. [18]

4.3.2. Les échelles d'hétéro-évaluation
- L'échelle comportementale simplifiée (ECS)

Les échelles comportementales sont des outils d'hétéro-évaluation. Elles évaluent indirectement l'existence et l'intensité douloureuse d'un patient ayant des troubles de la communication verbale ou présentant des troubles sévères des fonctions supérieures. Elles reposent sur l'observation, par les soignants, des modifications de l'attitude, du comportement et des manifestations corporelles susceptibles d'être présentées par le patient douloureux. Plusieurs échelles comportementales sont décrites, mais peu sont validées. Leur fréquente complexité a incité à proposer des échelles comportementales dites simplifiées (ECS), dont il existe plusieurs variantes. L'échelle comportementale simplifiée est moins sensible et moins précise que l'EVA. Elle suppose la connaissance, par l'équipe soignante, de l'état habituel du patient. L'évaluation, qui doit se faire à 2 soignants au moins, est comparative, et doit comparer l'état basal du patient à celui observé lors de l'examen. Chez les personnes âgées tout changement de comportement, spontané ou survenant pendant un soin, chez une personne âgée ayant des troubles de la communication verbale doit faire évoquer la possibilité d'un état douloureux et le faire rechercher [18]

- L'échelle Doloplus 2

Évalue la douleur dans sa globalité, dans ses dimensions somatique, psychomotrice et psychosociale. Elle est validée pour la mesure de la douleur chronique chez le patient âgé non communicant ou présentant des troubles cognitifs sévères. [18]

4.3.3. Échelle du retentissement de la douleur sur le comportement quotidien:

Il s'agit d'entourer le chiffre entre 0 et 10 qui décrit le mieux comment, la semaine dernière, la douleur a gêné votre: humeur, capacité à marcher, travail habituel (y compris à l'extérieur de la maison et les travaux domestiques), relation avec les autres, sommeil, goût de vivre [19]:

Ne gêne pas	0	1	2	3	4	5	6	7	8	9	10	Gêne complètement

4.3.4. Les autres moyens:

- Le questionnaire DN4: un outil simple pour rechercher les douleurs neuropathiques,
- Le Mac Gill Pain Questionnary et son homologue français le Questionnaire de Saint Antoine à la fois qualitatif et quantitatif,
- Les échelles faciales et de COMFORT pour les enfants,
- Le DOLOPLUS et l'échelle ECPA chez le sujet âgé.

5. TRAITEMENT DE LA DOULEUR

Les principes de traitement reposent sur le traitement de l'étiologie, l'utilisation des thérapeutiques antalgiques et les mesures d'accompagnement surtout lors de douleurs chroniques.

5.1. Les traitements médicamenteux de la douleur:

Le choix du médicament à visée antalgique est fonction de la nature de la douleur, de son intensité, de son évolution dans le temps comparés aux caractéristiques pharmacocinétiques de la substance retenue et des éventuels effets secondaires indésirables. Le choix du médicament découle d'une réévaluation régulière de l'intensité de la douleur et de l'efficacité du traitement retenu.

Nous utiliserons la classification inspirée de l'OMS pour les douleurs non spécifiques par excès de nociception:

- **Palier I**: comprend l'acétaminophène, les AINS, la floctafénine, le néfopam
- **Palier II**: opioïdes d'action faible, codéine, dihydrocodéine, extrait d'opium, tramadol.
- **Palier II bis**: opioïdes agonistes-antagonistes, buprénorphine, nalbuphine.
- **Palier III**: morphine et autres opioïdes forts hydromorphone, fentanyl, oxycodone [20].

Pour les douleurs neuropathiques souvent réfractaires au traitement médical, on utilise:

• Les antidépresseurs tricycliques, largement établi dans le traitement des douleurs neuropathiques variées, même si des résultats négatifs ont été rapportés dans les neuropathies douloureuses du syndrome de l'immunodéficience acquise (SIDA), les neuropathies des chimiothérapies et les douleurs d'origine médullaire.

• Les antiépileptiques constituent la seconde grande classe pharmacologique utilisée dans le traitement des douleurs neuropathiques. Tous ne sont pas équivalents, compte tenu de leurs mécanismes d'action distincts. On distingue:

- Les Bloqueurs des canaux sodiques carbamazépine et la phénytoïne essentiellement étudiées dans les névralgies du trijumeau, l'oxcarbazépine, la lamotrigine et le topiramate et,

- Les autres antiépileptiques tels que la gabapentine, la prégabaline pour la neuropathie diabétique et les douleurs post-zostériennes, le syndrome de Guillain-Barré et le membre fantôme; et le clonazépam.

• Le tramadol,

• Les opioïdes forts mais nécessitent des doses 2 fois plus élevé que celles utilisées pour soulager les douleurs nociceptives.

• Les topiques anesthésiques: patch de lidocaine, la capsaine,

• Autre traitement pharmacologiques: la mexilétine, antiarythmique analogue de synthèse des anesthésiques locaux, aux propriétés bloquantes des canaux sodiques est controversée du fait d'un ratio thérapeutique défavorable (efficacité au prix d'effets indésirables gênants) [21].

- Les anticonvulsivants lorsque les paroxysmes spontanés ou provoqués sont prévalent, nécessite d'atteindre des doses élevées afin d'obtenir un effet antalgique assez significatif.
- Les anxiolytiques ont tout leur intérêt dans un contexte de syndrome douloureux chronique.

5.2. Les autres moyens antalgiques:

Les méthodes d'interruption des voies de la nociception, la neurostimulation électrique transcutanée, l'acupuncture, rééducation et reconditionnement physique, la thermothérapie, la cryothérapie, la vibrothérapie, l'hypnose.

6. DOULEUR ET SIDA

6.1. Caractéristiques de la douleur dans l'infection à VIH:

C'est un phénomène complexe et très fréquent, avec de fréquentes localisations douloureuses multiples, 31,3% des patients ont plus de 3 localisations (moyenne de 2,7 par sujet), le nombre de localisations douloureuses augmente avec l'évolution; maladie devenue chronique au prix d'effets indésirables iatrogènes. La coexistence des causes: le virus, les infections opportunistes, les tumeurs, l'origine iatrogène, l'atteinte simultanée de plusieurs organes, la cachexie, les douleurs liées au vécu de la maladie. Les mécanismes générateurs divers: excès de nociception par lésion tissulaire, douleurs de désafférentation ou neuropathiques par dysfonctionnement des nerfs périphériques, douleurs mixtes, douleurs provoquées (actes invasifs, soins), douleurs psychogènes, douleur morale, douleur sociale, douleur spirituelle [5].

6.1.1. Analyse et étiologie des douleurs:

<u>La douleur aiguë:</u> disparaît généralement après la mise en place d'un traitement étiologique, peut dans certains cas se transformer en douleur chronique.

Localisations les plus fréquentes	Principales étiologies
Céphalées	**céphalées symptomatiques:** - toxoplasmose cérébrale - méningites - encéphalites - lymphome malin non hodgkinien

	- sinusites **céphalées iatrogènes** - céphalée post-PL **céphalées essentielles** - migraine - céphalées de tension
Douleurs abdominales	- infections gastro-intestinales (CMV) - Kaposi ou lymphome - affections hépato-biliaires - adénopathies rétropéritonéales - organomégalie - syndrome occlusif (tumeurs) - pancréatites - douleurs ano-rectales (herpès, CMV, tumeurs) - coliques néphrétiques iatrogènes
Douleurs thoraciques	-**origine pulmonaire** : pneumocystose, pneumopathies, pneumothorax, épanchements liquidiens -- **origine cardiaque**: péricardite, IDM, HTAP -- **origine œsophagienne**: candidose, infections (CMV, herpès, VIH) ulcérations, tumeurs - **origine rachidienne** (ostéoporose, fractures de fatigue, tassements vertébraux
Douleurs oropharyngées	-- candidose buccale -- gingivite -- parodontite, abcès dentaires -- stomatite -- aphtes buccaux idiopathiques ou

	iatrogènes
	-- tumeurs (Kaposi, lymphomes)
	-- herpès.
Douleurs neuropathiques	-- neuropathies périphériques (VIH et/ou VHC)
	-- origine iatrogène

<u>La douleur chronique</u>: les causes sont nombreuses, certaines étiologies évoluent sur un mode chronique (terrain particulier) par retard de cicatrisation de lésions cutanéo-muqueuses, résistance aux antibiotiques ou antifongiques [5].

Etiologies:

<u>Douleurs musculaires</u>: infectieuses ou tumorales, vascularites, cryoglobuline co infecté VHC, rhabdomyolyses liées au VIH ou iatrogènes (traitement ARV et traitement des complications des ARV telles que (AZT, D4T...), l'acidose lactique, la cachexie secondaire aux pathologies mitochondriales.

<u>Douleurs articulaires</u>: spondylarthropathies, enthésopathies, syndrome de Fiessinger-Leroy-Reiter, rhumatisme psoriasique (plus rare depuis les trithérapies), arthropathie à VIH, hémarthroses de l'hémophile.

<u>Douleurs cutanées</u>: herpès, zona, condylomes, lésions de la maladie de Kaposi, porphyries cutanées (co-infection VHC), syndrome de Sweet, toxidermies ou étiologies iatrogènes.

<u>Les nouvelles complications de l'infection à VIH</u>: ostéonécrose aseptique de hanche, ostéoporose précoce, complications coronariennes, gynécomasties, fréquence des cancers non classant SIDA.

<u>Les douleurs psychogènes</u>, liées au vécu au quotidien du VIH:
- peur de la déchéance physique et psychique
- peur de la mort réactivée lors de chaque événement somatique
- associées ou non à une pathologie psychiatrique
- angoisse somatisée.

<u>Les douleurs provoquées,</u> les douleurs liées aux actes invasifs :
- PBH, myélogramme, PL, endoscopies…

- mais aussi intolérance de gestes moins douloureux en raison de leur répétition
- les douleurs en rapport avec les soins.

Les douleurs morales, sociales et spirituelles:
- Dès l'annonce de la séropositivité
- inquiétude, peur, angoisse, déstabilisation psychique, ruptures, pertes
- douleur d'une rupture par rapport au temps
- douleur d'une rupture de la sexualité
- douleur d'une rupture dans la relation au corps
- douleur d'une rupture avec l'entourage familial et social
- Sous traitement
- douleur liée aux modifications physiques (lipodystrophie)
- visibilité de la maladie [5].

6.2. Interférences médicamenteuses antirétroviraux/antalgiques:

Interactions avec de nombreuses molécules: certaines sont contre-indiquées, pour d'autres les doses doivent être modifiées ou utilisées avec prudence

- Analgésiques centraux, anesthésiques, substitution
- codéine et AZT
- méthadone (toutes les molécules)
- morphine: AZT, INNTR, IP
- buprénorphine: IP, INNTR
- Analgésiques périphériques
- bien tolérés
- Anti-inflammatoires
- surtout avec Norvir et Kaletra
- Neuroleptiques
- assez bien tolérés sauf pimozide, clozapine
- Hypnotiques
- Triazolam: INNTR et IP (contre-indiqué)
- prudence avec le phénobarbital
- Tranquillisants

- alprazolam (INNTR et IP), midazolam IV contre-indiqué
- interactions benzodiazépines et INNTR/IP
- Antimigraineux
- dihydroergotamine, ergotamine contre-indiquées avec INNTR et IP [5].

6.3. Traitement de la douleur chez les PVVIH
En l'absence de recommandations officielles spécifiques à la prise en charge de la douleur au cours de l'infection à VIH, il est préconisé d'appliquer les mêmes recommandations de l'OMS que celles concernant la prise en charge de la douloureux cancéreuse.

6.3.1. Principes fondamentaux:
Dans le contexte de l'infection à VIH, la stratégie thérapeutique repose sur:
- le traitement curatif spécifique des infections en cours
- la modification éventuelle du régime thérapeutique pour les douleurs d'origine iatrogène en l'absence de traitement antalgique efficace
- la prise en charge globale, multidimensionnelle de la douleur
- l'utilisation adaptée des différents moyens de lutte contre la douleur chez les patients infectés par le VIH
- l'emploi correct des analgésiques selon le schéma de l'OMS pour les douleurs nociceptives en tenant compte des interférences médicamenteuses [5].

7. CONCLUSION
Qu'elle soit morale ou physique, la douleur fait partie intégrante du parcours d'une personne atteinte par le VIH et ce dès l'annonce de la séropositivité. L'infection à VIH est encore une maladie fatale avec son cortège de souffrances, de cachexie, de dépendance, de douleurs spontanées requérant des traitements adaptés, de besoin de soins palliatifs transitoires ou ultimes.

Le panel thérapeutique médicamenteux ou non dont nous disposons actuellement doit, malgré les difficultés de maniement de certaines molécules, pouvoir être utilisé quotidiennement, y compris dans les situations de grande précarité ou en milieu carcéral.

Cette approche intégriste de la souffrance est de mieux en mieux appréhendée mais elle ne peut se concevoir sans la collaboration de tous les différents praticiens et de l'intégralité des équipes soignantes [5].

III. METHODOLOGIE

1. Cadre et période de l'étude

Notre étude s'est déroulée au CHU du Point G dans les services des maladies infectieuses et tropicales et de médecine interne. Ce sont des services de référence dans la prise en charge de toutes les pathologies infectieuses et du VIH en particulier. En plus de cette expertise, ils servent de cadre de recherche et de formation.

2. Type d'enquête

Il s'agissait d'une étude épidémiologique, descriptive et analytique de type transversale à collecte prospective. Il s'agissait d'enquête à un moment donné, en Avril, Mai, juin, Juillet, et en Août. Au cours de ces passages, l'échantillonnage était exhaustif de tous les malades hospitalisés dans le SMIT. Pour les pratiques du personnel médical et paramédical en matière de douleur, il s'agissait d'un seul passage par service et tout le questionnaire était administré à tout le personnel présent dans les services depuis au moins 6 mois.

3. Définition de la population

Notre population d'étude était constituée des travailleurs du service de maladies infectieuses et des étudiants prescripteurs en stage présents depuis 6 mois ainsi que des PVVIH hospitalisés au moment de l'enquête.

4. Protocole d'échantillonnage

4.1. Unités de sondage

Notre unité de sondage était donc constituée par des malades hospitalisés et par le personnel médical et paramédical.

4.2. Critères d'inclusion :

Etaient inclus dans notre étude :

✓ Tout personnel médical et paramédical exerçant dans l'un des 2 services enquêtés depuis au moins 6 moins, y compris les étudiants stagiaires en médecine à partir de la 7ième et qui étaient directement impliqués dans la prise en charge des patients ;

✓ Tous les patients infectés par le VIH et hospitalisés dans le service des maladies infectieuses les jours d'enquête.

4.3. Critère de non inclusion

↓ Concernant les PVVIH:
- Tout patient non informé de son statut sérologique VIH
- Tout patient qui n'est pas en état de répondre au questionnaire
- Tout patient refusant de participer à l'étude, donc de donner son consentement

↓ Concernant le personnel médical et paramédical
- Personnel non affecté régulièrement
- Personnel refusant l'administration du questionnaire

Calcul de la taille de l'échantillon: notre échantillonnage était exhaustif de tout le personnel et les malades infectés par le VIH présents dans le service durant la période de l'enquête et définis -selon les critères décrits ci-dessus.

4.4. Définition opérationnelle des variables à recueillir

En ce qui concerne les praticiens hospitaliers, médicaux et paramédicaux, nous avons décrit les données sociodémographiques (âge, sexe, catégorie socioprofessionnelle), les types de douleurs rencontrées, les outils utilisés pour l'évaluation de la douleur et les stratégies de prise en charge, en s'intéressant sur leur connaissance des différents paliers de l'OMS.

Concernant les PVVIH: nous avons décrit et analysé les données sociodémographiques (âge, sexe, profession, statut matrimonial), la situation socio-économique (revenu, mode de vie en société, contraintes de la prise en charge du VIH), le motif d'hospitalisation, le vécu avec le VIH, la douleur (type, siège, intensité), évaluation de la douleur par l'échelle EVA et la méthode des doigts, le retentissement de la douleur sur la vie quotidienne, les activités professionnelles et sociales, son comportement et environnement psychologique, le traitement de la douleur, son évolution et les autres thérapeutiques, mais aussi sur les relations avec le personnel soignant.

5. Modes de recueil des données

En ce qui concerne le personnel soignant, nous avons personnellement administré le questionnaire élaboré à l'occasion. Pour les personnes vivant avec le VIH, un guide d'entretien a été administré. L'entretien était individuel et nous avons expliqué à chaque participant le but et les objectifs de l'étude afin d'obtenir son consentement avant l'administration de l'instrument de collecte des données.

Pour ce faire, nous avons élaboré le guide d'entretien et le questionnaire et nous les avons soumis à la direction du mémoire. Avant leur administration pour la collecte définitive des données, nous avons testé sur quelques échantillons en vue de les corriger et d'amender pour l'enquête proprement dite.

Pour les personnes infectées par le VIH, l'entretien était semi-directif à partir du guide d'entretien.

6. Saisie et Analyse des données

Pour la saisie, nous avons utilisé une base générale de données soit sur accès ou sur Epi info 2000.

Concernant l'exploitation des données, nous avons procédé à une analyse de contenu et une analyse contextuelle pour exploiter les résultats de notre enquête. Le test statistique chi2 a été utilisé pour les variables qualitatives. Toute valeur de $p<0.05$ a été retenue comme significative.

7. Plan d'analyse

7.1. Description de l'échantillon

- Données sociodémographiques: répartition par tranche d'âge, sexe, profession, catégorie socioprofessionnelle, statut matrimonial, etc.
- Données sur la connaissance de la douleur, utilisation d'échelle d'évaluation, définition de stratégie de prise en charge pour le personnel soignant.
- Données de la clinique: motif d'hospitalisation, type de douleur, répercussion de la douleur sur le mode de vie, les modalités de prise en charge du VIH, analyse de l'écart entre intensité et modalités de prise en charge de la douleur.
- Données sur les relations avec le personnel soignant

7.2. Données analytiques

Analyse des modalités de prise en charge des PVVIH

Analyse des types de douleur et écart entre intensité et modalités de prise en charge de la douleur par le personnel

8. Ethique

Avant chaque entretien, une explication détaillée était donnée au participant à l'enquête sur le but, les objectifs de l'étude et un accent particulier sera mis sur la confidentialité des informations obtenues. L'enquête proprement dite était effective après que la personne ait acceptée de répondre à nos questions. Les résultats de notre étude ont été diffusés de manière à garantir l'anonymat de tous les participants.

9. Ressources humaines, matérielles et financières

Cette enquête rentre dans le cadre de notre thèse de fin d'étude de médecine. A cet effet, nous avons entièrement mené notre enquête de façon individuelle sur le terrain sous l'œil critique de nos encadreurs. Nous avons eu à recourir à d'autres compétences pour les analyses plus poussées.

10. Perspectives-Utilisation et diffusion des résultats

Les résultats ont été directement exploités pour cette thèse de médecine, mais seront aussi soumis à des revues scientifiques sous forme d'articles et ou des communications orales ou affichées (posters) à des congrès scientifiques pour sa valorisation et large diffusion.

V. RÉSULTATS

Notre enquête s'est déroulée d'Avril à août 2012 dans les services de maladies infectieuses et tropicales et de médecine interne du CHU du Point G et concernait; tous les patients immunodéprimés conscients et ayant acceptés leur statut sérologique VIH hospitalisés au SMIT et pour le personnel médical l'enquête s'est déroulée dans les 2 services. Les personnels des 2 services ont été enquêtés pendant la période d'étude.

Nous avons colligée:

- 56 patients, tous consentants,
- 50 médecins, étudiants en médecine, infirmiers et psychologue médical sur les 80 attendus.

NB: Pour les questions à réponses ouvertes avec possibilité de réponses multiples, (n) était le nombre de personnes ayant répondues à la question et la fréquence absolue, le nombre de réponses obtenues en faveur de la question posée.

1. PREMIERE PARTIE: CONNAISSANCES ET ATTITUDES PRATIQUES DES PRESCRIPTEURS A PROPOS DE LA DOULEUR.

Tableau I: Répartition selon la catégorie professionnelle du personnel soignant.

Catégorie professionnelle	Fréquence absolue	Fréquence relative (%)
Médecin	29	58
Infirmier	11	22
Étudiant	9	18
Psychologue médical	1	2

Les médecins représentaient la majorité de notre échantillon avec 58%.

La durée moyenne en expérience professionnelle est de 6,82 ans, avec des extrêmes de [00 – 34 ans].

Tableau II: Pratique du personnel en matière d'évaluation et de traitement de la douleur.

Pratiques	Fréquence absolue	Fréquence relative (%)
Évaluation de la douleur (n=50)		
Oui	20	40
Non	30	60
Moyens d'évaluation utilisés (n=20)		
EVA	6	12
EVS	11	22
E Numérique	1	2
Interrogatoire	12	24
Clinique	5	10
Doigts	4	8
Auto et hétéro-évaluation	1	2
Estimation	1	2
Traitement systématique de la douleur (n=50)		
Oui	28	56
Non	22	44

Pour les questions à réponses ouvertes avec possibilité de réponses multiples, (n) est le nombre de personnes ayant répondues à la question et la fréquence, le nombre de réponses obtenues en faveur de la question posée.

Dans notre série, 40% du personnel évaluaient systématiquement la douleur chez les patients.

Quant au traitement, 56% traitent systématiquement la douleur chez leur patient.

La méthode la plus utilisée pour évaluer la douleur était l'interrogatoire avec 24% des cas

Tableau III: Évaluation des connaissances sur la douleur et antalgiques pour traiter la douleur, par le personnel soignant.

Connaissances	Fréquence absolue	Fréquence relative (%)
Moyens d'évaluation de la douleur (n=50)		
EVA	28	56
EVS	17	34
Échelle numérique	7	14
QDSA	2	4
Autres moyens*	6	12
Aucune	15	30
Antalgiques cités selon les paliers de l'OMS (n=50)		
Palier 1 de l'OMS		
Acétaminophène	31	62
Floctafénine	5	10
Néfopam	1	2
Ibuprofène+acide acétyl salicylique	3	6
Pholoroglucinol	3	6
Palier 2 de l'OMS		
Tramadol	30	60
Noramidopyrine	5	10
Dextropropoxyphène	1	2
Palier 3 de l'OMS		
Buprénorphine	5	10
Morphine	18	36
Co- antalgiques		
Vitamine B-complex	2	4
Amitriptyline	7	14
Gabapentine	1	2
Autres**	2	4
Pas d'antalgique cité	6	12

Autres moyens*: Dolopus=1; MGPQ=1; Échelle des faciès=1; doigts=1; sans rapport(NYHA)=1.
Autres**: corticoïdes, neuroleptiques.

Au cours de notre enquête, l'EVA était la méthode d'évaluation majoritairement citée avec 56% des cas.
Dans notre série, le paracétamol était connu par 62% des enquêtés pour traiter la douleur.
La morphine est la molécule du palier 3 de l'OMS la plus connue avec 36%.

Tableau IV: Utilisation de la morphine par le personnel soignant (étudiant, infirmier, médecin)

Pratiques	Fréquence absolue	Fréquence relative (%)
Habitude de prescription de la morphine (n=50)		
Oui	28	56
Non	22	44
Forme utilisée (n=28)		
Injectable	20	71,4
Orale	14	50
Explication des effets indésirables (n=28)		
Toujours	8	28,6
Souvent	12	42,9
Parfois	6	21,4
Jamais	2	7,1

Plus de la moitié du personnel (56%) avait déjà eu recours à la morphine pour traiter la douleur. La forme injectable était plus utilisée. Vingt huit virgule six pourcent (28,6%) des praticiens expliquaient systématiquement les effets secondaires de la morphine aux patients.

Tableau V: Conduite du personnel soignant étudiants et infirmiers, face au patient algique.

Conduite	Fréquence absolue	Fréquence relative (%)
Consentement éclairé systématique avant tout geste douloureux (n=21)		
Oui	17	81
Non	4	19
Prescription des antalgiques (n=21)		
Oui	4	19
Non	17	81

En ce qui concernait le personnel soignant, 81% pensaient à obtenir le consentement de leur patient avant toute thérapeutique jugé douloureuse; et 19% avaient eu à prescrire des antalgiques sans l'avis préalable du médecin.

2. DEUXIEME PARTIE: EVALUATION DE LA DOULEUR CHEZ LES PATIENTS HOSPITALISES

Tableau VI: Caractéristiques sociodémographiques des patients chez qui la douleur a été évaluée.

Caractéristiques	Fréquence absolue	Fréquence relative (%)
Sexe (n=56)		
Masculin	22	39,3
Féminin	34	60,7
Niveau d'étude (n=56)		
Non scolarisé	28	50
Primaire	15	26,8
Secondaire	10	17,9
Supérieur	3	5,4
Statut matrimonial (n=56)		
Célibataire	6	10,7
Marié	44	76,8
Divorcé	5	8,9
Veuf	2	3,6
Régime matrimonial (n=43)		
Monogame	30	69,8
Polygame	13	30,2

L'âge moyen de l'échantillon était de 38,5 ans, avec prédominance des 36-42 ans. Le sexe féminin était prédominant dans notre série (60,7%), avec un *sex-ratio* à 0,6. Il en ressort que notre population d'étude avaient un faible taux d'alphabétisation. Les couples mariés représentaient 76,8% avec une prédominance des couples monogamiques.

Tableau VII: Motif d'hospitalisation des patients.

Motif d'hospitalisation	Fréquence absolue (n=56)	Fréquence relative (%)
AEG (Altération de l'état général)	15	26,8
Anémie	2	3,6
Asthénie	3	5,4
Fièvre	11	20
Ictère	4	7,1
Vomissement	6	10,7
Déshydratation	3	5,4
Trouble confusionnel	2	3,6
Céphalées	2	3,6
Douleur abdominale	6	10,7
Diarrhées	8	14,3
Douleur thoracique	8	14,3
Toux	12	21,4
Lyell syndrome	2	3,6
Maladie de kaposi (PEC)	3	5,4
Autres*	14	25

Autres motifs*: abcès froids paravertébraux; anorexie; raideur de la nuque; coma/VIH; dysarthrie; dysphagie; dyspnée; forte suspicion d'infection VIH; hémoptysie; pollakiurie; syndrome infectieux; suspicion de méningite; tremblement et perte de connaissance; trouble de la vigilance/VIH (1 cas de chaque).

L'AEG était le motif le plus fréquent d'hospitalisation avec 26,8% des cas.

Tableau VIII: Répartition selon le diagnostic retenu

Diagnostiques (n=56)	Effectif absolue	Effectif relatif (%)
Anémie	3	5,4
Autres	17	30,6
Candidoses oro-digestives	13	23,2
Herpès génital et labial	3	5,4
Infection urinaire	3	5,4
Kaposi disséminé	3	5,4
Méningite bactérienne	4	7,1
Neuropathies périphériques	9	16,1
Opportunistes digestifs	12	21,4
Pneumopathie bactérienne	11	19,6
Sepsis	2	3,6
Toxidermie médicamenteuse	2	3,6
Toxoplasmose cérébrale	3	5,4
Tuberculose pulmonaire	7	12,5
Tuberculose extra-pulmonaire (n=12)		
Localisation unique	8	14,3
Forme multifocale	4	7,1
Formes des tuberculoses extra-pulmonaires (n=12)		
Miliaire	1	8,3
Ganglionnaire	6	50
Péritonéale	4	33,3
Pleurale	4	33,3
Ostéo-articulaire	1	8,3
Surrénalienne	1	8,3

Autres diagnostiques: abcès intramusculaires multiples des cuisses, abcès paravertébraux, cancer du col, CHC, condylome génital, dermatose cutanée généralisée, duodénite érythémateuse, hémorroïdes, hépatite médicamenteuse, hépatite virale B, hydrocéphalie, néoplasie pulmonaire, paludisme, pneumocystose, prostatite aigüe, syndrome post-traumatique, thrombophlébite du membre inférieur+IST à *trichomonas vaginalis*=17. (Soit 1 de chaque*)*

Tableau IX: Profil socio-économique des patients.

Prise en charge financière	Fréquence absolue	Fréquence relative (%)
Lui-même	22	39,3
Autre personne	34	60,7
Total	56	100

La prise en charge financière de 60,7% de nos patients étaient assuré par une personne ressource.

Tableau X: Caractéristiques immuno-virologiques des patients.

Caractéristiques	Fréquence absolue	Fréquence relative (%)
Profil sérologique VIH (n=56)		
VIH-1	53	94,6
VIH-2	1	1,8
VIH-1+2	2	3,6
Traitement ARV (n=56)		
Oui	33	58,9
Non	23	41,1
CD4 (cellules/mm³) (n=45)		
< 200	33	73,3
200-349	5	11,1
350-499	3	6,7
>500	4	8,9
Classification OMS (n=56)		
Stade 1	2	3,6
Stade 2	6	10,7
Stade 3	34	60,7
Stade 4	14	25
Classification CDC de 1993 (n=56)		
Stade A	4	7,1
Stade B	26	44,6
Stade C	27	48,2

Le VIH-1 était le sérotype prédominant avec 94,6%. A l'admission, 58,9% des patients étaient déjà sous traitement ARV. Il s'agissait majoritairement de patients aux stades III (60,7%) et IV (25%) de l'OMS, sévèrement immunodéprimés dans la majorité des cas (73,3%).

Tableau XI: Sensation et expression de la douleur chez patients.

Existence et signalement de la douleur	Fréquence absolue	Fréquence relative (%)
Douleur (n=56)		
Présence	52	92,9
Absence	4	7,1
Signalement au personnel médical (n=52)		
Oui	49	94,2
Non	3	5,8

La douleur était présente chez 92,9% des patients infectés par le VIH hospitalisés durant notre période d'étude.

Tableau XII: Siège de la douleur chez les patients

Siège (n=52)	Fréquence absolue	Fréquence relative (%)
Abdomen diffus	23	44,2
Thorax diffus	23	44,2
Membres inférieurs	22	42,3
Tête	16	30,8
Autres*	7	13,5
Cavité orale	7	13,5
Dorso-lombaire	6	11,5
Gorge	4	7,7
Diffus	3	5,8
Flanc droit	3	5,8
Hypochondre droit	3	5,8
Membres supérieurs	3	5,8
Anus	2	3,8
Basithoracique droite	2	3,8
Epigastre	2	3,8
Polyarthralgie	2	3,8
Siège précordial	2	3,8

Autres localisations*: hémithorax droit, hémithorax gauche, hypochondre gauche, hypogastre, rétrosternale, vulve, yeux.

Les douleurs abdominales, thoraciques, des membres inférieurs et les céphalées constituent l'essentiel des manifestations algiques.

Tableau XIII: Caractéristiques de la douleur chez les patients.

Caractéristiques	Fréquence absolue	Fréquence relative (%)
Durée en jours (n=52)		
Aigue (< 90 jours)	28	53,8
Chronique (≥ 90 jours)	24	46,2
Périodicité (n=52)		
Permanente	30	57,7
Récurrente	9	17,3
Intermittente	13	25
Signes associés (n=52)		
Allodynie	15	28,8
Hyperesthésie	21	40,4
Hypoesthésie	1	1,9
Lésions trophiques	20	38,5
Trouble de la sensibilité	11	21,1

La durée moyenne avec la douleur était de 129,8 jours; avec des extrêmes entre [1 - 1095].

Il s'agissait de douleur aiguë dans 53,8% des cas, en majorité permanente (57,7%).

La douleur était associée à une hyperesthésie (40,4%), de lésions trophiques (38,5%).

Tableau XIV: Évaluation de l'intensité de la douleur chez les patients en fonction des échelles EVA et la méthode des doigts.

Intensité de la douleur	Fréquence absolue	Fréquence relative (%)
Echelle EVA (n=52)		
Palier I: modérée	17	32,7
Palier II: forte	25	48,1
Palier III: très forte	10	19,2
Méthode des doigts (n=52)		
Palier I: modérée	15	28,8
Palier II: forte	31	59,6
Palier III: très forte	6	11,5

EVA: palier I= 0-3; palier II= 4-6; palier III=7-10
Doigts: palier I= 1 à 2 doigts; palier II=3 à 4 doigts ; palier III = 5 doigts.

L'intensité de la douleur chez les patients était forte dans 48,1% des cas et modérée dans 32,7% selon l'échelle EVA.

Tableau XV: Retentissement de la douleur sur les activités de la vie quotidienne des patients.

Activités atteintes (n=52)	Fréquence absolue	Fréquence relative (%)
Diminution du périmètre de marche	25	48,1
Impossibilité de se tenir debout	19	36,5
Impossibilité de se maintenir dans la position assise	8	15,4
Impossibilité d'effectuer des tâches domestiques habituelles	27	51,9
Impossibilité d'effectuer des gestes quotidiens	22	42,3
Troubles du sommeil	35	67,3
raisons de la modification à effectuer des tâches domestiques (n=27)		
Aggravation de la douleur	11	40,7
Impotence	9	33,3
Incapacité	3	11,1
Nécessité de pauses	6	22,2
Réveil de la douleur	4	11,8

Gestes quotidiens: sortie de lit, se brosser, s'habiller.

La douleur avait engendrée des troubles du sommeil (67,3%), une réduction de la distance de la marche (48,1%), une impossibilité d'effectuer des tâches domestiques (51,9%);qui était majoritairement due à l'aggravation de la douleur (40,7%).

Tableau XVI: Retentissement de la douleur sur la vie sociale.

Retentissement	Fréquence absolue	Fréquence relative (%)
Relations avec les autres (n=52)		
Oui	22	42,3
Non	30	57,7
Divertissement (n=52)		
Oui	31	59,6
Non	21	40,4

L'atteinte de la vie sociale concernait plus le divertissement que les relations avec l'entourage avec 59,6% contre 42,3%.

Tableau XVII: Retentissement psychologique de la douleur chez les patients

Aspect psychologique	Fréquence absolue	Fréquence relative (%)
Attitude des patients face à la douleur (n=52)		
Supplice	14	26,9
Passivité	32	61,5
Fatalité	6	11,5
Tentative de suicide	0	0
Présence d'un soutient lors d'algies (n=52)		
Oui	50	96,2
Non	2	3,8
Retentissement sur le moral (n=52)		
Colère	6	20
Culpabilité	2	6,7
Invalidité	11	36,7
Mélancolie	6	20
Solitude	3	10
Tristesse	6	20

La passivité était l'attitude la plus adoptée des patients face à la douleur (61,5%) et 96,2% des patients disaient avoir reçu du soutien de l'entourage lors des douleurs. Le sentiment prépondérant était l'impression d'inutilité (36,7%).

Tableau XVIII: Conduite thérapeutique antalgique du personnel soignant selon les patients.

Conduite du traitement	Fréquence absolue	Fréquence relative (%)
Évaluation de la douleur par le médecin par l'utilisation des échelles (n=52)		
Oui	4	7,7
Non	48	92,3
Première thérapeutique contre la douleur (n=52)		
Aucune médication	19	36,5
Acétaminophène	8	15,4
Paracétamol +codéine	1	1,9
Noramidopyrine	7	13,5
Tramadol 50	2	3,8
Ne sait plus	15	28,8
Changement d'antalgique (n=18)		
Oui	13	72,2
Non	5	27,8
Raisons du changement d'antalgique (n=13)		
Choix du médecin actuel	7	53,8
Persistance de la douleur	5	38,5
Manque de moyens financier	1	7,7
Explication des effets secondaires par le médecin (n=33)		
Oui	0	0
Non	33	100

Médiane du changement d'antalgique (n=13) est de 3 jours [1-30]

D'après les malades, leur douleur avait été évaluée dans 7,7% des cas par le personnel. De même, 36,7% des patients qui souffraient de douleur n'avaient pas bénéficié de traitement antidouleur. Quand les antalgiques étaient prescrits, aucune information n'avait été donné par les prescripteurs sur les effets secondaires possibles des médicaments.

Tableau XIX : Recours et type de traitement au cours de la douleur par les patients.

Modalités	Fréquence absolue	Fréquence relative (%)
Premier recours (n=52)		
Aucun	2	3,8
Automédication	29	55,8
Centre de santé	7	13,5
Hôpital	8	15,4
Tradithérapeute	6	11,5
Notion d'automédication tout au long de la prise en charge (n=52)		
Oui	45	86,5
Non	7	13,5
Traitement effectué par automédication (n=45)		
Traditionnel	11	24,4
Pharmaceutique	13	28,9
Traditionnel et pharmaceutique	21	46,7
Médicaments consommés (n=45)		
Acide acétyl-salicylique	1	1,9
Acétaminophène	23	44,2
Achetés à la pharmacie	2	3,8
Médicaments de la rue	9	17,3
Fournis par l'entourage	5	9,6
Autres thérapeutiques	4	7,6

Autres thérapeutiques: encens=2, sirops et comprimés non spécifiés=2

Le premier recours des patients face la douleur était l'automédication (55,8%). Il s'agissait à la fois de traitement traditionnel et la médecine conventionnelle (46,7%), de traitement traditionnel uniquement (28,9%) et de recours aux médicaments conventionnels (28,9%).

Tableau XX: Qualité du traitement reçu dans le service selon les patients.

Qualité	Fréquence absolue	Fréquence relative (%)
Observance du traitement (n=18)		
Bonne	14	77,8
Mauvaise	4	22,2
Raisons de la mauvaise observance (n=4)		
Persistance de douleur	3	75
Dépendance	1	25
Autres thérapeutiques antalgiques (n=52)		
Traitements associés	6	11,5
Psychothérapie	0	0
Massage	1	1,9
Antalgiques reçus dans le service (n=52)		
Aucun traitement	25	48,1
Acétaminophène	7	13,4
Floctafénine	1	1,9
Paracétamol + codéine	2	3,8
Tramadol 50	2	3,8
Tramadol 100	7	13,5
Sulfate de morphine	4	7,6
Vitamine B- complex	3	5,8
Amitriptyline	4	7,7

48,1% des patients n'avaient pas de médication contre la douleur. La raison de la mauvaise observance était due en général à la persistance de la douleur. Le tramadol quant à lui était la molécule la plus prescrite au niveau du service.

Tableau XXI: Répartition de l'intensité de la douleur selon l'évolution clinique du VIH et du SIDA.

EVA	STADES OMS				TOTAL
	Stade 1	2	3	4	
0 à 3	0	2 (11,8%)	13 (76,4%)	2 (11,8)	17
4 à 6	1 (4%)	3 (12%)	13 (52%)	8 (32%)	25
7 à 10	1 (10%)	0	6 (60%)	3 (30%)	10

p = 0, 4693.

Il n'y avait pas de lien statistiquement significatif entre le stade OMS et l'intensité de la douleur évaluée à l'échelle EVA (p= 0,4).

Tableau XXII: Répartition des moyens d'évaluation de la douleur en fonction des catégories professionnelles du personnel soignant.

MOYENS CONNUES	QUALIFICATIONS		
	Médecins (n=29)	Etudiants (n=9)	Infirmiers (n=11)
EVA	21 (72,4%)	7 (77,8%)	0
EVS	14 (48,3%)	3 (33,3%)	0
E. NUMERIQUE	7 (24,1%)	0	0
QDSA	2 (6,9%)	0	0
MGPQ	1 (3,4%)	0	0
E. DES FACIÈS	1 (3,4%)	0	0
DOLOPLUS	1 (3,4%)	0	0

VI. COMMENTAIRES ET DISCUSSION

Cette étude transversale a permis de déterminer la fréquence de la douleur chez les PVVIH et renseigner sur les pratiques des soignants à propos de la douleur sur une courte période. Notre enquête a été mené auprès des patients et du personnel soignant en charge des PVVIH. C'est pour cette raison que cette étude s'est limitée aux seuls services de prise en charge du VIH.

Limites de l'étude
Certains soignants ont refusé de participer à cette étude, d'autres par contre avaient rempli partiellement le questionnaire qui leur a été adressé ou alors n'avaient pas respecté les cellules correspondantes des réponses aux questions posées. Ces informations n'étaient donc pas exploitables.
Toutefois, les informations recueillies ont été discutées et commentées selon les données relatives aux patients et aux attitudes des soignants face à la douleur.

1. Données des patients

Age

L'âge moyen de notre échantillon était de 38,5 ans ± 10,6 [14- 68 ans] avec une prédominance de la classe d'âge 36-42 ans. Au Mali, le pic de séroprévalence se situait entre 30-34 ans [22]. Ailleurs, en Côte d'ivoire et au Cameroun, il est rapporté que ce sont les adultes jeunes qui sont les plus touchés par l'épidémie du VIH [23, 24]. C'est pour cette raison que l'épidémie du VIH/SIDA dépasse le seul cadre de la santé et est devenu un problème de développement, surtout en Afrique.

Sexe

Notre échantillon était constitué en majorité de femmes avec un *sex-ratio* à 0,6. Au Cameroun, l'EDS III avait révélé une féminisation de l'épidémie avec une prévalence nationale chez ces dernières à 6,8% contre 4,1% pour les hommes [25].

Cette tendance à la féminisation est le reflet de l'épidémie du VIH au Mali où les femmes sont plus touchées que les hommes avec respectivement 1,5% contre 1% [22]. Cela s'expliquerait par l'interaction de plusieurs facteurs tels que le bas niveau socio-économique, la polygamie, l'illettrisme, les pratiques et croyances socioculturelles telles que le sororat et le lévirat.

Par ailleurs RICHARDSON *et al* avaient signalé que les femmes vivant avec le VIH auraient des douleurs d'intensité plus forte que celles des hommes [26].

Statut matrimonial

Dans notre série, on a constaté une prédominance des mariés avec 76,8% des cas parmi lesquels 69,8% vivaient sous régime monogamique contre 30,2% de polygamie. Dans le même service, FOMBA avait rapporté que 68% des PVVIH référées dans le SMIT étaient des mariés [27]. Cette situation pourrait s'expliquer par la possible contamination avant le mariage, la poursuite des comportements sexuels à risque de certains pendant le mariage et pour d'autres, certaines pratiques socioculturelles telles le lévirat et le sororat.

Motifs d'hospitalisation

Les motifs les plus fréquents d'hospitalisation chez nos patients étaient l'AEG (26,8%), la toux (21,4%), la fièvre (20%); suivi des diarrhées et des douleurs thoraciques avec chacun 14,3% des cas. Dans le même service, FOMBA avait rapporté comme principaux motifs de référence des patients au SMIT, la fièvre (47%), la toux (28%) et l'AEG (28%) [27]. YEHIA avait retrouvé chez les patients hospitalisés dans le même service une prédominance de la fièvre (24,5%), de la toux (17,1%), de l'amaigrissement (15,7%) et de diarrhées (11,6%) [28]. Cela témoigne de l'atteinte poly viscérale au cours de l'infection à VIH.

Profil VIH

Le VIH1 a été le sérotype prédominant avec 94,6% des cas au cours de notre enquête. Notre résultat est comparable à celui retrouvé par SIMAGA qui était de 92,2% pour le VIH-1 [29]. Ce résultat est par contre supérieur à celui de KANOUTE qui rapportait que 68% des patients de leur série étaient infecté par le VIH1 en 1991 [30]. Il faut rappeler que le VIH1 est le sérotype prédominant au Mali [22] et en Afrique de l'ouest [31].

Caractéristiques immunologiques.

La majorité de nos patients était classée au de stade III de l'OMS (60,7%) et 25% au stade IV. Cet état avancé de la maladie était confirmé par le dosage des lymphocytes CD4. En effet, 73,3% de nos patients avaient une immunodépression profonde avec un taux de CD4 inférieur à 200 cellules/µL. D'autres auteurs au Mali [27, 28] et en Afrique avaient aussi rapporté que les patients infectés par le VIH consultaient à des stades avancés d'immunodépression [32]. Cela dénote d'un retard de diagnostic et de prise en charge de l'infection à VIH et/ou de l'échec des traitements ARV antérieurs. Dans les pays occidentaux, il a été rapporté que 25 à 40% des patients sont dépistés au stade de sida et 30 à 70% des cas développent des manifestations classant sida dans les trois mois qui ont suivis leur dépistage [32]. Parmi ces patients 40 à 70% présentaient une immunodépression avancée avec un taux de CD4 inférieur à 200 par millimètre cube [32]. Selon, MANGA *et al*, les recours aux soins au Sénégal pour les PVVIH se font selon la hiérarchie suivante: « tradipraticien »–infirmier–médecin en fonction de la symptomatologie [32].

Diagnostics cliniques

Les diagnostiques retrouvés dans notre série étaient les candidoses orales et digestives (23,2%), les autres infections opportunistes digestives (21,4%), la pneumopathie bactérienne (19,6%), les neuropathies périphériques (16,1%). La tuberculose était le principal diagnostic chez 33,9% de nos patients. YEHIA avait trouvé que la principale infection opportuniste était la tuberculose avec 56,5% des cas parmi les patients VIH hospitalisés [28].

Le taux élevé de neuropathies périphériques pourrait s'expliquer par la fréquence de la tuberculose. En effet, MAIGA *et al* avaient retrouvé une prévalence de 16% pour les neuropathies chez les patients sous antituberculeux sans autres causes de évidentes ou suspectes de neuropathies telles que l'infection à VIH, le cancer, le diabète [33].

Fréquence de la douleur chez les PVVIH

La fréquence de la douleur chez nos patients était de 92,2%. Selon TSAO *et al*, en mai 2009, la fréquence de la douleur chez les PVVIH aux USA oscillait entre 25 et 80% [34]. Selon NAIR *et al* en Inde, la prévalence de la douleur chez les PVVIH se situait entre 30-80% et que cette prévalence était aussi élevée si non supérieure à celle des patients cancéreux [35]. Cette différence de résultats pourrait s'expliquer par le fait que cette prévalence avait été estimée dans la population générale des PVVIH, alors que notre étude se déroulait uniquement chez les patients hospitalisés et sur une courte période.

Sièges de la douleur.

Dans notre série, le siège le plus fréquent de la douleur était le thorax avec 44,2% des cas. Ce résultat est proche de celui rapporté par PENHOLD *et al*, qui rapportaient 41% de douleur thoracique dans sa série [36]. Cette atteinte plus fréquente du thorax est certainement en rapport avec la proportion plus importante de la tuberculose et de la pneumopathie bactérienne non tuberculeuse au cours de l'infection à VIH. En effet, plusieurs auteurs ont confirmé que la TB était la principale IO au cours du sida [27, 28].

L'atteinte de l'appareil digestif au cours de notre travail concernait la cavité orale dans 13,5% des cas, la gorge 7,7% et l'abdomen dans 44,2% des cas. Ce résultat est différent de celui de NAIR *et al* qui avait retrouvé que les douleurs buccale ou digestive concernaient 32% de patients [35].

PENHOLD *et al* avaient retrouvé que 28% des PVVIH avaient des douleurs orales dont la principale étiologie était les candidoses. Les autres causes étaient la stomatite due à l'herpès simplex virose, les radiculites zostériennes, les aphtoses buccales récurrentes et la maladie de Kaposi [36].

Selon les mêmes auteurs, l'incidence des douleurs abdominales pouvait atteindre 12% chez les PVVIH. Cependant diagnostiquer ces douleurs est un défi dans la mesure où ces patients, qui souffrent fréquemment, ont des douleurs dont les causes peuvent être comparables à celles des individus immunocompétents [36].

Les douleurs des membres inférieurs concernaient 42,3% des patients dans notre série, NAIR *et al* avaient retrouvé que 25% des douleurs concernaient la plante des pieds et les jambes [35]. Cette différence pourrait s'expliquer du fait que son étude était basée sur 2 groupes: des patients suivis en externe et des patients hospitalisés.

Les plaintes à type de céphalées étaient signalées par 30,8% de nos patients. Ce résultat est comparable à celui de NAIR *et al* qui avaient noté les céphalées chez 28,75% des patients dont 25% étaient sous ARV [35]. PENHOLD *et al* avaient rapporté que 50% des patients sous AZT développaient des céphalées spontanément résolutives à l'arrêt du traitement [36].

Les autres sièges douloureux concernaient les articulations (3,8%), l'anus (3,8%), les lombaires/dos (11,5%), les précordialgies (3,8%) et les douleurs diffuses (5,8%).

Type de douleur

La douleur était aigüe chez 53,8% des patients dans notre série. Selon certaines études, plus de 60% des PVVIH avaient rapporté des douleurs fréquentes et persistantes dans leur cohorte [37]. Cette douleur était chronique dans 46,2% des cas et avait un caractère permanent dans 57,7% dans notre échantillon. Selon PENHOLD et al, elle serait chronique, ponctuée d'exacerbations aiguës, avec des anomalies neurologiques et cognitives chez environ 65% des patients [36].

Selon nos données, le signe le plus fréquent associé à la douleur était l'hyperesthésie avec 40,4% des cas, suivie de la présence de lésions trophiques 38,5%. Tout ceci confirmerait la présence de lésions tissulaires sous-jacentes et de l'atteinte nerveuse chez ces patients. Les douleurs aiguës sont généralement le témoin d'une organicité et considéré comme un signal d'alarme [19].

Intensité de la douleur

Dans notre série, la douleur était d'intensité forte avec 48,1% pour l'EVA (valeur entre 4 et 6) et 59,5% pour l'échelle des doigts (entre 3 et 4 doigts). Cette proportion était supérieure à celle de NAIR et al, qui avaient rapporté que 23,08% de leurs patients se plaignaient de douleurs d'intensité forte entre 4-6 sur une échelle allant de 0 à 10 [35]. Il est clair que toutes ces échelles sont subjectives. Ainsi, pour minimiser les erreurs sur la mesure, BELBACHIR a suggéré qu'il était toujours possible d'augmenter la puissance d'une évaluation en utilisant 2 outils (échelles). Il conclura que l'utilisation de 2 échelles, une verbale et une numérique peut orienter certains résultats discordants avec l'examen clinique [38].

Quant aux douleurs d'intensité modérée, les proportions étaient respectivement de 32,7% pour EVA et 28,8% pour l'échelle des doigts. Ce résultat pour l'EVA était en deçà de celui rapporté par NAIR et al, qui était de 73,08% [35]. Cette différence peut s'expliquer par le fait que NAIR et al avait évalué la douleur après prise d'antalgique chez ses patients. Aussi, leur étude concernait deux types de populations à savoir des patients hospitalisés et des patients suivis en externe, alors que la notre ne concernait que les patients hospitalisés.

Facteurs associés à la douleur

Malgré que la douleur soit présente à tous les stades de l'infection à VIH et du sida, son intensité tend à augmenter avec l'évolution [37]. Sa prévalence et son intensité seraient plus élevées lorsque le taux de CD4 est inférieur < 200 cellules/mm³ [34]. Dans notre série, la majorité des patients qui présentait la douleur était sévèrement immunodéprimée. Nos patients avaient un taux de lymphocytes CD4 < à 200 cellules/ mm³ en majorité (73,3%). Les douleurs étaient plus fréquentes et d'intensité plus forte avec l'évolution de la maladie. Selon certains auteurs, d'autres facteurs sont parfois associés à l'intensité élevée de la douleur, tels les troubles de l'humeur, l'âge avancé [34]. Nous n'avons pas retrouvé ces facteurs dans notre série.

Retentissement de la douleur
Il est connu que la douleur peut avoir des retentissements sur la vie des patients. Selon CHI *et al*, plus de 90% des PVVIH souffrant de douleur ont un impact significatif sur la qualité de vie des patients [39].

Dans notre série, la douleur était responsable d'une invalidité physique caractérisée par une difficulté à effectuer les tâches domestiques dans 51,9% des cas. Il s'agissait de douleur permanente qui était aggravée dans 40,7% par les tâches domestiques. Ces difficultés à effectuer les activités physiques pourraient être en rapport avec le siège de la douleur et/ou son intensité qui empêcherait les patients à se concentrer sur leur activité. Une étude réalisée aux USA avait montré que la douleur avait un impact sur l'activité et le repos (23%), l'exercice et le sommeil (28%). Cette étude concernait les douleurs d'évolution chronique chez les patients VIH positif, et portait sur les résultats rapportés après 12 séances d'une thérapie cognitive comportementale [37].

Sur le plan social, la douleur se caractérisait par une détérioration des relations avec l'entourage (59,6%) et du divertissement (42,3%) dans notre série.

Sur le plan psychologique, les sentiments présents en majorité chez ces patients étaient le sentiment d'inutilité avec 36,7%, suivi de la colère et de la mélancolie avec chacun 20% des cas. Selon une étude réalisée aux USA, CURRIARE *et al*, avaient montré des difficultés avec l'entourage (dialogue et communication) dans 30% des cas, des troubles de l'attention et du comportement (25%) et une atteinte des fonctions cognitives (32%) chez les PVVIH avec douleur [37].

Il faut toutefois signaler que parmi les 52 patients qui avaient déclarés avoir mal, 30 avaient un revenu financier. Pendant cette période d'hospitalisation, voire d'invalidité, ces patients n'étaient plus à mesure de mener des activités professionnelles. Cela a un retentissement sur la production des entreprises. A cet effet, le VIH contribue à appauvrir les patients, qui pour la plupart sont déjà démunis. Ainsi, le sida dépasse le seul cadre de la santé et est devenu un problème de développement.

Attitude des patients face à la douleur

Dans notre série, 65,5% des patients acceptaient la douleur et la vivaient avec passivité, 26,9% comme un supplice et 11,5% la considéraient comme une fatalité. Cette attitude face à la douleur est individuelle et peut être aussi déterminée par la perception que chaque communauté peut se faire face à la douleur. A ce propos, CHARRIER et WAHL dans leur Groupe de travail sur les différents mécanismes de la douleur disaient *«La douleur n'est ni considérée, ni en prise en compte de la même manière selon les cultures; chaque peuple a sa propre conception de la douleur, cette notion s'applique aussi bien aux bénéficiaires des soins qu'aux valeurs des soignants»* [40].

Attitudes thérapeutiques du patient face à la douleur

Quant au traitement antérieur de la douleur, 55,8% des patients avaient déclaré avoir eu recours en première intention à une automédication. Il s'agissait d'une combinaison de thérapeutique traditionnelle et de médicament conventionnel dans 46,7%. La molécule la plus utilisée en automédication était l'acétaminophène avec 40,4% des cas. Le recours direct à une structure conventionnelle de santé était de 28,9%. Dans 11,5% des cas, la prise en charge de la douleur était effectuée par des 'tradithérapeutes ou tradipraticiens'.

Ce schéma *(automédication → tradithérapeute → centre de santé)* est assez courant au Mali. KOTY [41] qui avait rapporté que 80% des patients avaient eu recours à un traitement traditionnel contre 51% ayant pratiqué l'automédication au Mali. Dans la sous-région, MANGA et al [32] avaient retrouvé que 68% des patients VIH+ consultant à la clinique des maladies infectieuses du CHU Fann de Dakar, avaient eu recours aux tradipraticiens avant l'hôpital.

Tout au long du suivi de la maladie, 86,5% des patients avaient eu à faire de l'automédication. Cela signifie que même si les patients consultent dans les structures conventionnelles de santé où ils bénéficient d'une prise en charge, ceci n'exclut pas l'automédication dans le but de suppléer à certaines insuffisances thérapeutiques notamment la douleur. Tout cela conduit à la question selon laquelle: la douleur constitue t- elle une préoccupation principale dans le paquet de soins?

2. Données relatives au personnel soignant

Catégories professionnelles du personnel soignant

Dans notre série, les médecins représentaient 58% de notre échantillon, soit plus de la moitié de notre population d'étude, suivis des infirmiers (22%), des étudiants 18% et un psychologue.
L'expérience professionnelle moyenne était de 6,82 ans avec des extrêmes entre 0 et 34 ans.

Attitudes pratiques du personnel soignant face aux patients

Notre enquête auprès du personnel médical retrouvait que 40% évaluaient systématiquement la douleur. Donc, l'évaluation de la douleur n'est pas une pratique systématique dans les services des maladies infectieuses et de médecine interne du CHU du Point G.

Si 40% du personnel avaient déclaré systématiquement avoir évalué la douleur chez les PVVIH, seuls 7,7% des patients avaient confirmé que cette évaluation a été faite. Cette inadéquation de données entre les plaintes de patients et le personnel soignant, nous interpelle quant à la qualité des évaluations effectuées par ces derniers. Une étude faite en France dans les services des Urgences avait trouvé que, l'évaluation de la douleur aiguë variait peu selon la nature de l'urgence, puisque 85% des médecins évaluaient *toujours* et *souvent* dans les urgences médicales, 90% pour les urgences traumatiques et 87% en Urgence chirurgicale [42]. Pourtant, l'évaluation de la douleur est considérée comme le cinquième signe vital dans les recommandations de la *Joint Commission on Accreditation of Healthcare Organization* [38]. Ainsi, elle devrait être une priorité et concerner tout personnel soignant quelque soit son grade, en vue d'améliorer la qualité des soins, de même que la prise en charge des patients.

Cette sous évaluation de la douleur dans notre série, pourrait s'expliquer soit parce que la question: «Avez-vous mal?», n'a pas été posée aux patients, soit parce que les médecins sont plus préoccupés par la pathologie sous-jacente, dont la douleur ne serait qu'une conséquence. Elle pourrait également s'expliquer du fait de l'ancienneté du personnel médical, la surcharge de travail, l'absence de connaissances sur les outils d'évaluation et l'absence de protocole de prise en charge de la douleur, voire la crainte de tomber dans la faciliter des "traitements symptomatiques".

Dans notre série, les outils les plus utilisés étaient l'EVA (12%), l'EVS (22%), l'EN (2%). D'autres avaient évalué la douleur par un simple interrogatoire (24%), l'examen clinique (10%), et l'estimation subjective du personnel (2%). Selon BELBACHIR, au Maroc, 33% des infirmières font le choix de l'EN bien avant d'autres méthodes comme outil d'évaluation de la douleur [38]. En France, en 1998, les échelles les plus utilisées étaient l'EVS en premier plan, suivi de l'EVA et de l'EN, les échelles d'hétéroévaluation étaient les moins utilisées dans les services d'urgence [42]. Ce constat est comparable à notre étude.

La fréquence élevée des méthodes non conventionnelles dans notre étude est dû au manque de connaissances sur les pratiques d'évaluation du personnel. Nous avons noté que dans notre série, 30% du personnel ne connaissaient aucune méthode d'évaluation de la douleur parmi lesquels cinq médecins (5), un étudiant (1), un psychologue (1) et la totalité des infirmiers qui avaient répondus à cette question soit 9.

Attitudes thérapeutiques des praticiens à propos de la douleur

Un bon traitement de la douleur est secondaire à une bonne évaluation de l'intensité. Plus de 5,3% de nos patients n'avaient pas signalés au personnel soignant la présence de douleur. Les raisons possibles sont la lassitude, les considérations culturelles et sociales. Au Mali, selon certaines ethnies, signaler sa douleur, serait un signe de faiblesse. A ce propos, CHARRIER et WAHL, rapportaient que selon certaines cultures résister à la douleur était une valeur, «On ne s'écoute pas, on prend sur soi» [40].

Lors de la première consultation, 36,5% des patients avaient déclaré n'avoir reçu aucun traitement contre la douleur. Peut être que la question ne leur avait pas été posée ou ils jugeaient inutile de signaler au soignant. Il est nécessaire d'introduire effectivement l'évaluation de la douleur en tant que cinquième signe vital parmi les paramètres cliniques à prendre à l'admission, et la prendre en charge.

Parmi ceux qui se plaignaient de douleur dans le service, 51,9% avaient reçu des médicaments anti douleur. Ce résultat était supérieur à celui de NAIR *et al* qui rapportaient en Inde que 26,9% des PVVIH qui souffraient de douleur, recevaient un traitement antalgique [35]. Pour améliorer la qualité de vie des PVVIH, il est indispensable d'assurer la prise en charge de la douleur.

Dans notre série, 19,2% des patients avaient reçu d'emblée un antalgique de palier II, sans évaluation préalable de la douleur. Cette prescription n'est pas rationnelle. Il est connu que l'utilisation d'opioïdes chez les PVVIH peut être problématique et entrainer de nombreux désordres mentaux et physiques [37]. En plus, leur utilisation à long terme peut également entrainer des problèmes de tolérance, de dépendance, d'addiction, d'intoxications gastro-intestinales et rénales. Il a été signalé que ces opioïdes augmenteraient la réplication virale du VIH et la survenue d'infections. Ainsi il serait urgent de trouver d'autres moyens effectifs de traiter la douleur chez les PVVIH [37].

Selon notre série, 28,8% des patients *ne savait pas* si oui ou non un médecin avait déjà eut à leur prescrire des médicaments contre la douleur. Cela dénote du déficit de communication entre les prescripteurs et les patients. Selon SARDAN, les structures de santé peuvent être perçues comme des lieux de négociation permanente entre personnel de santé et entre soignants et soignés [43].

Dans notre série, il y'a eu une inadéquation entre l'intensité de la douleur et la prescription de l'antalgique. En effet, les antalgiques les plus prescrits étaient ceux du palier II de l'OMS avec 21,1% des cas représentés par la codéine et le tramadol. Or, la plupart des patients évalués se plaignait de douleur d'intensité forte (25 patients; 48,1%) pour l'EVA et 31 patients (59,5%) pour l'échelle des doigts. Cette inadéquation est liée au non utilisation des outils d'évaluation de la douleur et probablement au déficit dans la formation des prescripteurs.

Connaissances des antalgiques par le personnel soignant

Dans notre série, 12% du personnel médical ne connaissait aucun antalgique. Il apparait nécessaire de former, voire de recycler ce groupe. L'acétaminophène était la molécule du palier I fréquemment citée par 62% des cas. Quand aux molécules de palier II, le tramadol est le plus cité par 60% des cas. Le novalgin (Noramidopyrine) et la dextropropoxyphène ont été cités par respectivement 10% et 2% des soignants. Ces molécules ont été retirées du marché et ne sont plus commercialisées en France [44], mais continuent à être vendu et utilisées au Mali.

La morphine (36%) est la plus connue des molécules du palier III, la buprénorphine était plus citée comme exemple dans cette catégorie. Or, cette molécule est de palier II de l'OMS. Ceci dénote d'un manque de connaissances théorique et pratique des antalgiques.

L'amitriptyline était le co-antalgique le plus utilisé contre les douleurs neuropathiques avec 14% des cas. Nous n'avons pas trouvé de données sur l'efficacité des opioïdes au cours du traitement des neuropathies périphériques. Cependant, il a été démontré que la prise de cannabis, l'utilisation de rhNGF et de forte concentration de patch de capsaïne 8% avaient montré de meilleurs résultats [45, 46]. Ces différentes constatations posent la problématique de prescription pour l'analgésie chez les patients infectés par le virus du VIH, chez qui, il faut généralement tenir compte de l'existence de nombreuses co-morbidités et des interférences médicamenteuses. Ce constat nous interpelle sur la qualité de l'analgésie dans nos services.

VII. CONCLUSION

Nous avons initié cette étude pour déterminer la prévalence, l'intensité et apprécier l'impact de la douleur chez les PVVIH. Il ressort de cette étude que:

La fréquence de la douleur chez les PVVIH hospitalisées dans le SMIT était de 92,9%; elle était aiguë dans 53,8% des cas et chronique dans 46,2% de cas. Dans la majorité, il s'agissait de douleur d'intensité forte (48,1%) ou modérée (32,7%). Les principaux sièges étaient: l'abdomen, le thorax, et les membres inférieurs.

Certains patients (5,8%) ne signalaient pas leur douleur.

La recherche de la douleur n'était pas systématique, seul 7,7% du personnel l'avait évalué. L'évaluation par une échelle n'était pas faite dans 92,3% des cas; et elle était traitée sans évaluation par un outil (34,6%). La classification des antalgiques par paliers de l'OMS n'étaient pas connu par la majorité du personnel soignant et 12% ne connaissait aucun moyen d'évaluation de la douleur.

La recherche de la douleur et son évaluation sont nécessaires pour sa prise en charge efficiente chez les PVVIH. Cela passerait par le renforcement des compétences du personnel sur la prise en charge de la douleur et l'amélioration de la communication entre soignants et soignés.

VIII. RECOMMANDATIONS:

Au vue de nos résultats, nous formulons les recommandations suivantes:

1. Aux autorités de santé et de l'éducation:

- Elaboration d'un protocole national d'évaluation et de prise en charge de la douleur;
- Formation et recyclage du personnel sur la prise en charge de la douleur;

2. Aux professionnels de santé:

- Amélioration de la communication avec les patients pour l'amélioration de la déclaration et de la prise en charge de la douleur;
- Evaluation systématiquement la douleur;
- Respect des recommandations de l'OMS en matière de prise en charge de la douleur.

3. Au comité scientifique:

- Prendre en compte le module de la douleur dans le curricula pour ce qui est du VIH.

3.

IX. REFERENCES BIBLIOGRAPHIQUES.

1.   **BOUREAU. FRANÇOIS-** *Pratique du traitement de la douleur, édition scientifique L & C*, Paris *2006*.

2.   **HEWITT DJ, MC DONALD M., PORTENOY R K, ROSENFELD B., PASSIK S., BREIBART W.** Pain syndromes and aetiologies in ambulatory AIDS patients. *International Association for the study of Pain*. 1999; (70): 117-123.

3.   **JOPHRETTE MNN.** Evaluation et prise en charge de la douleur chez les patients vivant avec le VIH, Au service des maladies infectieuses de Fann. *Mémoire CES. UCAD,* Juillet 2009.

4.   **DOBALIAN A, TSAO JENNIE CI AND DUNCAN R PAUL.** Pain and the use of Outpatient Services among Person with HIV. *Medical Care* 2004; 42(2): 129-138.

5.   Douleur et sida
www3.Churouen.fr/NR/rdonlyres/99B/46699495DB1EDED15229CC09D/0/douleuretSIDA.pdf (consulté le 14 avril 2010).

6.   **TRAORE AM.** Contraintes sociales et économiques de la prise en charge des PVVIH. Mémoire de Management de Projet. ISM. 2008.

7.   **O'NEILL WM, SHERRARD JS.** Pain in human immunodeficiency virus disease: a review. Pain 1993; 54: 3-14.

8.   **CARR D, DUBOIS M, LUU M, SHEPARD KV**. Traitement pharmacologique de la douleur du SIDA/VIH. La douleur du SIDA/VIH. Edition Robert G Addisson. 1996; 26-37.

9. **COLLINS K, HARDING R.** Improving HIV management in sub-Saharan Africa: How much palliative care is needed? *AIDS* Care 2007; 19(10):1304-1306.

10. Politique et protocole de prise en charge des PVVIH au Mali. Haut Conseil de Lutte contre le Sida. 2008.

11. **HARDING R, STEWART K, MARCONI K, O'NEILL JF, HIGGINSON IJ.** Current HIV/AIDS end-of-life care in sub-Saharan Africa: a survey of models, services, challenges and priorities. *BMC Public Health* 2003, **3**:33.

12. **Ministère de la sante et de la prévention médicale.** Guide de Prise en charge médicale des patients vivant avec le VIH/SIDA au Sénégal. Dakar; Mai 2005.

13. **GUY-COICHARD C, ROSTAING-RIGATTIERI S, DOUBRÈRE J-F, BOUREAU F.** Conduite à tenir vis-à-vis d'une douleur chronique. EMC *36-030-A-10* © 2005 *Elsevier SAS*

14. **LE BARS; WILLER J-C.** Physiologie de la douleur. Encyclopédie Médico-Chirurgicale *36-020-A-10 (2004)* © *2004 Elsevier SAS*

15. **PAYEN JF.** Bases physiopathologiques et évaluation de la douleur (65) Novembre2002. Corpus médical édition PDA. mise en ligne le 01/01/2003, mise à jour le 10/02/2004.
http:// *www-sante.ujf-grenoble.fr*

16. **MANN C.** MID Soins Palliatifs Item 65: Neurophysiologie de la douleur. Année Universitaire 2006-2007 Janvier 2007, Faculté de Médecine Montpellier-Nîmes.
Consulté le 07/02/2012.
http://www.med.univ-montp1.fr/enseignement/cycle_2/MID/Ressources_locales/Neuro/MID_deficit_neurologique_recent_192.pdf

17. **NAVEZ M, RICARD C, ALIBEU JP.** Évaluation de la douleur de l'enfant et de l'adulte. Conférences d'actualisation 2003. *Elsevier SAS 2003*, p335-355.

18. L'ÉCHELLE VISUELLE ANALOGIQUE (EVA). Consulté le 18/05/2007 14:16:40 *www.antalvite.fr/pdf/echelles.pdf*; file:///Z|/A/Antalvite/site/pdf/echelles.htm (4 of 7)

19. **CHINAR.** Sémiologie caractéristiques de la douleur. Consulté le 01/12/2012 à 13h15. http://masterofmedicine.skyrock.com/1296063308-Semiologie-de-la-Douleur-cour-fait-le-17-10-Par-Dr-Chinar.html Mise à jour: *07/12/2007 à 22:40*

20. **HERON JF.** Echelle thérapeutique de la douleur. http://www.oncoprof.net/Generale2000/g15_Palliatifs/g15_sp06.php. Consulté le 24/04/2013 à 13h. *Dernière modification effectuée le 02/08/2011.*

21. **ATTAL N, BOUHASSIRA D.** Traitement pharmacologique des douleurs neuropathiques; Pharmacological treatment of neuropathic pains. Elsevier SAS. 2004 EMC-Neurologie 2 (2005) 44–54

22. **Ministère de la santé.** Politique et protocoles de prise en charge antirétrovirale du VIH et du SIDA. Mali. Juin 2010. 83p

23. **Conseil national de lutte contre le sida; secrétariat technique** Rapport National GARP Côte d'Ivoire. Mars 2012 .43p

24. **Comité National de Lutte Contre le SIDA. Groupe Technique Central.** L'impact du VIH et du sida au Cameroun à l'horizon 2020. Septembre 2010. 42p

25. **République du Cameroun.** Prévention de la transmission du VIH de la mère à l'enfant. Guide de poche. Août 2006.

26. RICHARDSON JL, HEIKES BONNIE, KARIM ROKSANNA; WEBER KATHLEEN, ANASTOS KATHRYN, AND YOUNG MARY. Experience of Pain among Women with Advanced HIV Disease. Mary Ann Liebert, Inc. AIDS PATIENT CARE and STDs 2009; 23 (Number 7), p 10

27. FOMBA M. Caractéristiques épidémiologique, clinique et évolutive des patients infectés par le VIH référés dans le service de Maladies Infectieuses et Tropicales du CHU du Point 'G'. These Med, Bamako 2012; n° 12M-165, 63p.

28. YEHIA SEYDOU. Morbidité et mortalité des patients infectés par le VIH/SIDA hospitalisés dans le service de Maladies Infectieuses et Tropicales du CHU du Point G. These Med, Bamako 2012, n° 12M-238, 74p.

29. SIMAGA A. Etude séro-épidémiologique de l'infection par le virus de l'immunodéficience humaine: 21924 résultats du laboratoire d'analyses médicales de l'hôpital du Point G à Bamako. These Med, Bamako, 2000, n°00-M-130, 62p.

30. KANOUTE F. Aspects cliniques et para cliniques du sida à Bamako. These Med, FMPOS, 1991.11p

31. KABA M. Prévalence des infections opportunistes au cours du VIH dans le service dans le service de Maladies Infectieuses et Tropicales Point G de 2004 à 2005. These. Med, Bamako, 2006; n° 06M-179.

32. MANGA NM, DIOP SA, NDOUR CT et al. Dépistage tardif de l'infection à VIH à la clinique des maladies infectieuses de Fann, Dakar: circonstances de diagnostic, itinéraire thérapeutique des patients et facteurs déterminants. *Med Mal Infect 2009; 39(2): 95-100.*

33. MAIGA Y, TOLOBA Y, M'BESSOLO P, DANIELE R, CISSOKO Y, ILLIASSOU S *et al.* Douleur neuropathique au cours du traitement antituberculeux à Bamako (Mali). *Med sante trop 2012;* 22: 312-316. doi: 10.1684/mst.2012.0090

34. **TSAO CI JENNIE AND SOTO TOMAS.** Pain in persons living with HIV and comorbid psychological and substance use disorders. *Clin J Pain* 2009; 25(4): 307–312.

35. **NAIR N SHOBA, MARY THEOPHIN REGINA, PRARTHANA S AND HARRISON PREETHY.** Prevalence of Pain in Patients with HIV/AIDS: A Cross-sectional Survey in a South Indian State. Indian *J Palliat Care* 2009; 15(1): 67–70.

36. **PENHOLD AND CLARK et al**. Pain syndrom in HIV infection. Brief review. *Canadian journal of anaesthesia* 1992; 39(7):724-30.

37. **CUCCIARE A MICHAEL, SORREL T JOHN, JODIE A, TRAFTON.** Predicting response to cognitive-behavioral therapy in a sample of HIV-positive patients with chronic pain. J Behav Med 2009; 32:340–348.

38. **BELBACHIR A.** Pourquoi développer l'autoévaluation? in: Congrès national d'anesthésie et de réanimation 2008. 2008 Elsevier Masson SAS. Évaluation et traitement de la douleur, p. 793-807.

39. **CHI X, AMET T, BYRD D, CHANG K-H, SHAH K, et al (2011)** Direct Effects of HIV-1 Tat on Excitability and Survival of Primary Dorsal Root Ganglion Neurons: Possible Contribution to HIV-1-Associated Pain. Plos ONE 6(9): e24412. Doi:10.1371/journal.pone.0024412.

40. Mécanismes de la douleur. www.google.fr; mécanismes de la douleur. https://docs.google.com. Consulté le 12/10/2012 à 11h30min. *www.intercludvendee.fr/challans/pdf/FormationClud-mecanismes.pdf*

41. **KOTY C.** Itinéraire thérapeutique des patients atteints de VIH/SIDA admis au service des maladies Infectieuses du centre hospitalier universitaire du Point 'G'. *These Med, FMPOS, 2007; N°217, p 85.*

42. DUCASSÉ JL, FUZIER R. La prise en charge de la douleur aiguë dans les services d'urgences en 1998. In: Société de réanimation de la langue française. Actualités en réanimation et urgences. Paris, Elsevier 1999. P 255-268

43. DE SARDAN J P OLIVIER «La sage femme et le douanier. Cultures professionnelles locales et cultures privatisées en Afrique de l'ouest ». *Autrepart,* 2001, 20: 61-73.

44. DURAND D VITAL, LE JEUNNE C. DOROSZ guide pratique des médicaments. Maloine. 31e édition 2012. P 2-3

45. PHILLIPS TJC, CHERRY CL, COX S, MARSHALL SJ, RICE. Pharmacological Treatment of Painful HIV-Associated Sensory Neuropathy: A Systematic Review and Meta-Analysis of Randomised Controlled Trials. PLoS ONE 5(12): e14433. doi:10.1371/journal.pone.0014433. December 28, 2010.

46. WYRWICH W KATHLEEN, KAWATA K ARIANE, THOMPSON CHRISTINE, HOLMSTROM STEFAN, STOKER MALCOLM AND WIKLUND INGELA. Validation of the Self-Assessment of Treatment Questionnaire among Patients with Postherpetic Neuralgia; *Hindawi Publishing Corporation* Pain Research and Treatment 2012, 10: p 15.

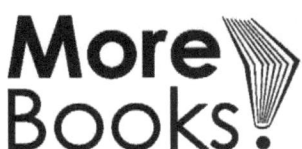
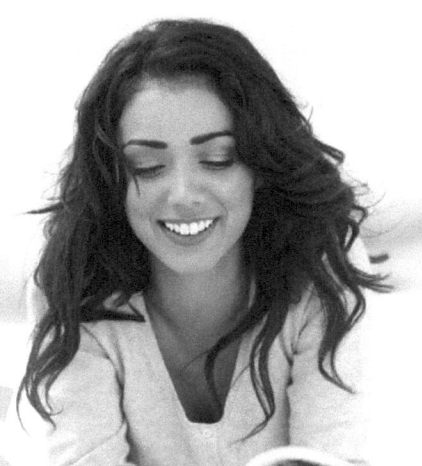

I want morebooks!

Buy your books fast and straightforward online - at one of the world's fastest growing online book stores! Environmentally sound due to Print-on-Demand technologies.

Buy your books online at
www.get-morebooks.com

Achetez vos livres en ligne, vite et bien, sur l'une des librairies en ligne les plus performantes au monde!
En protégeant nos ressources et notre environnement grâce à l'impression à la demande.

La librairie en ligne pour acheter plus vite
www.morebooks.fr

OmniScriptum Marketing DEU GmbH
Heinrich-Böcking-Str. 6-8
D - 66121 Saarbrücken
Telefax: +49 681 93 81 567-9

info@omniscriptum.com
www.omniscriptum.com

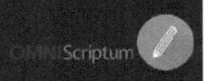

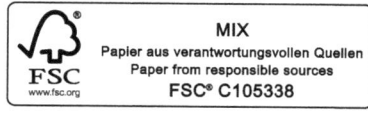

Printed by Books on Demand GmbH, Norderstedt / Germany